医療介護現場でブレイクスルー！

療法士が変わる時に手にする本

毎日を変える、毎日が変わる。

鯨岡栄一郎 著

運動と医学の出版社

はじめに

リハビリテーション業界において、コミュニケーションの重要性や、関心の高まりに隔世《かくせい》の感があります。数年前、まだ関心が薄かった頃、「医療福祉に使える『コミュニケーション術』実践講座」を上梓し、全国の専門職の方に興味を持っていただきました。「これで現場が変わった」、「実践的で、何度も読み返しています」、「スタッフ全員に持たせています」などの声をいただきました。しばらくするとインターネットでも、コミュニケーションをテーマに、専門職の方が書いたブログやSNSを目にするようになりました。徐々に専門職の意識が変わってきたように思います。

若いセラピストが増える中で、学校教育、新人教育において、意思疎通や動機づけの難しさなどが聞こえてきます。私自身も対応するべく、実践や啓発活動を通じ、『コミュニケーションの奥深さ』、『本当に大事なことは？』、『どんな形だったらすぐに実践できるのか？』を、研究してまいりました。

「どうして鯨岡さんは理学療法士なのに、コーチングを始めたのですか？」

と、たびたび聞かれます。本格的に学び始めたのは、老健施設リハビリ部の部門長をしていた頃です。職員が増えていく中、人間関係が上手くいかなくなってきました。チームは半ば崩壊し、自信を失っていきました。

文献に答えを求め、自己啓発や心理学、コミュニケーション、リーダー論などを手当たり次第に読みました。その中で、「コーチング」というキーワードを見つけたのです。当時、ビジネスシーンを中心に「コーチング」が話題となっており、関係書籍が多数出版されていました。「何だ、これは？」と、衝撃を受けたことを覚えています。

その後、目標となる先生（コーチ）との出会いがあり、専門の養成機関の門をたたき、本格的に学習することにしました。コミュニケーション、モチベーションを理論から学び、技法を習得。早速、職場のチーム内で実践してみました。すると、人間関係はだんだんと改善に向かい、施設運営はピンチを脱することができました。それから、**コーチング理論をリハビリや介護業界へ取り入れたら面白いのではないだろうか？**よし広めよう！と考え始めたのです。その予感に、とてもワクワクし、ブログなどで思いや情報を発信しました。すると反響があり、全国各地から講演の依頼が届き始めました。リハビリ専門職、管理職を中心に、コーチングセッションをしていく中で、クライアントさんが、行動変容や劇的な進化を遂げていることを目の当たりにしました。こうして、人の持つ可能性、動機づけ、継続する力に、ととことん向き合うようになりました。

二〇一〇年、私は三十八歳で、理学療法士職から老健施設の施設長職へ抜擢されました。意気揚々と、施設全体の運営に**「コーチング」の理念を取り入れ、『鯨岡流マネジメント』**を始めたのです。しかし、順風満帆とは言えませんでした。

二〇一一年、施設は東日本大震災に見舞われ、施設長として瞬時の状況判断が求められました。現場対応を専門誌に取り上げられ、リーダーシップを注目されることもありましたが、実情は厳しく、クレームの対応が悪くて、訴訟寸前までいきかけました。私自身は、力不足を痛感していました。

二〇一四年、こうした経験を礎に独立、会社を創業しました。現在は、訪問リハビリテーションの臨床、高齢者施設のコンサルティング業務、講演活動などを、行っております。施設における人材の採用、教育、「内発的動機づけ」を大切にした運営スタイルの提言を行い、社会に向けたアプローチをしています。かつて、退屈さを感じリハビリ業界から抜け出したかった私でしたが、「コーチング」に出会い、臨床に向き合う姿勢が変わり、在宅訪問・地域活動で、お役に立てることに喜びを感じられるようになりました。

これから、人口減少と働き手不足は益々進み、深刻な社会問題となってきます。その中で、人手を確保し、コミュニケーション能力の優れた人材の育成は大きな課題となります。

このたび、人材が組織や地域の『人財』へと変わることを願い、本書を執筆することに至りました。医療介護現場の中で、『**療法士が変わる時に手にする本**』がお役に立てれば幸いです。

二〇一八年　初夏　鯨岡栄一郎

目次

Step3 コミュニケーションの実践

変わる自分が見えてくる！
15の流儀とスキル100

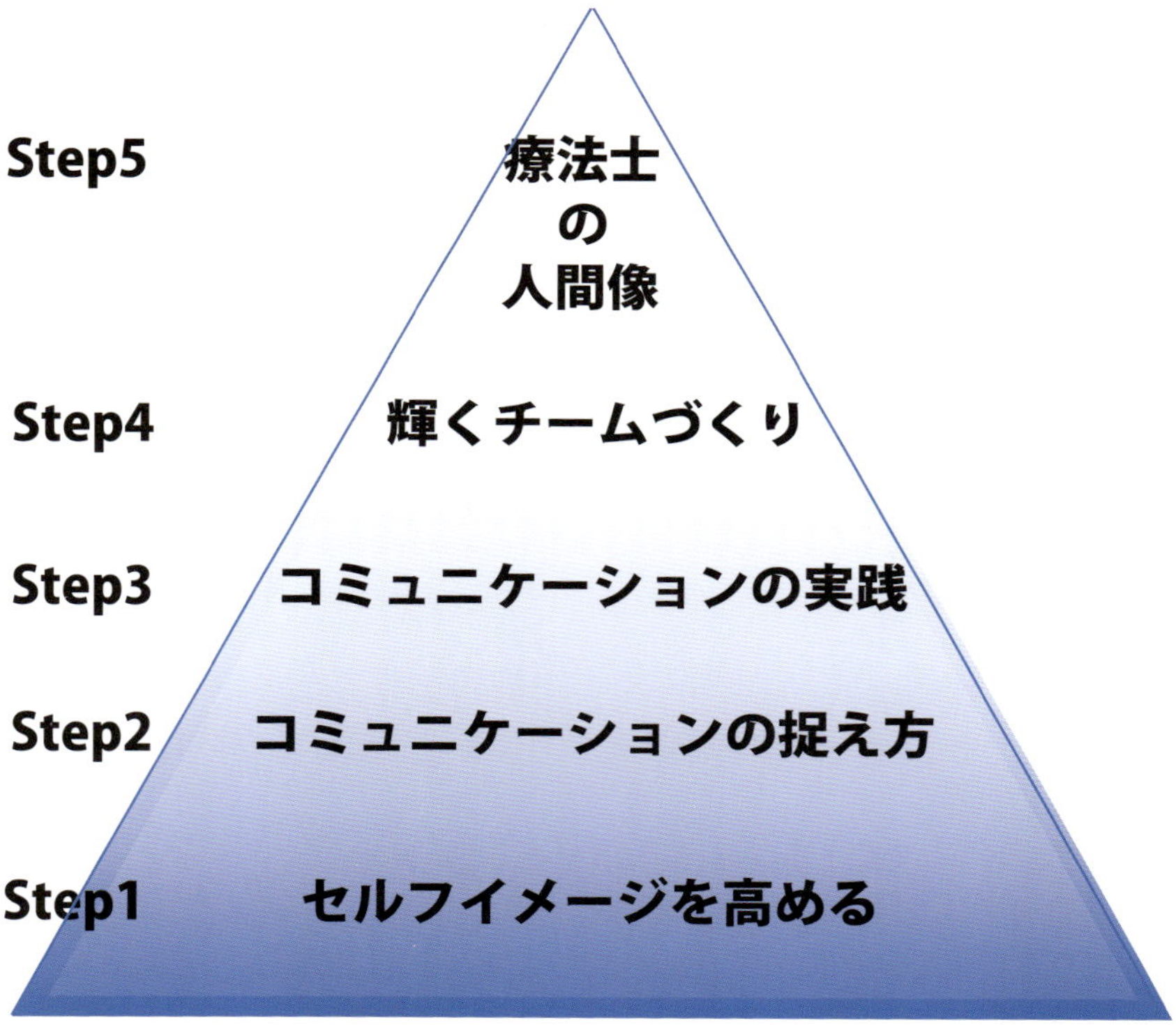

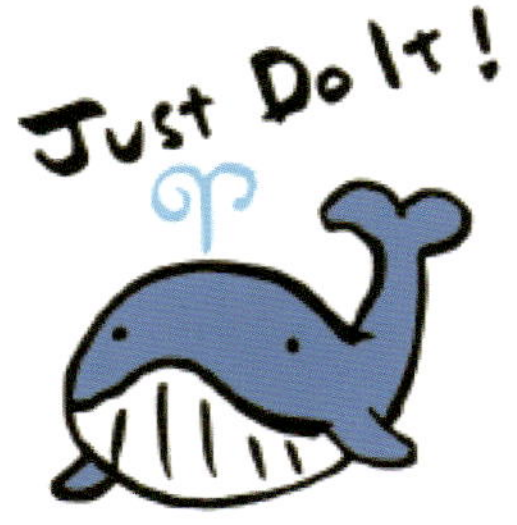

Step1

セルフイメージを高める

自分とのコミュニケーション

近年、『**自分とのコミュニケーション**』が、より重要になってきたと感じています。「自分とのコミュニケーション」とは何か?。聞き慣れない表現ですが、「感情のコントロール」や、「メンタルマネジメント」、「自分軸」、「ＥＱ（心の知能指数）」、「セルフコーチング」のことで、現代社会において必要性の高い言葉となっています。

あなたの周りにも、うまく行っている人、成果を出している人、自信満々で行動している人がいらっしゃると思いますが、その方々は「自分とのコミュニケーション」を上手に行われている人達です。

反対に、若い人たちに『自信のない人』が、増えているように思われます。専門職の方にも、週末にあちこちで開催されているセミナーを行脚する〝セミナー難民〟と呼ばれている方々がいるようです。社会人になっても勉強を続けることは素晴らしいことです。しかし、なぜ学ぶのか、いつまでそうするのか、ビジョンが不明確な人が多いことを、疑問に思います。

原因はいろいろ考えられますが、一つは情報社会となり、比較するもの、惑わすものが多くなったことではないかと思います。もちろん、情報収集が悪いわけではありません。適切な情報を選択し、有効に使えることが大切です。

しかし、他人の動きを気にすることなく、自らが主体的に考え、動く、いわば**「自分軸」をしっかりと持つこと**です。これが「セルフコミュニケーション」の根幹と考えます。

では、どのようにすればいいのでしょうか？

セルフイメージの基本姿勢

●感じていることを味わう

自分の気持ちを否定せず、良い悪いだけで判断をしないことです。

●肯定的に捉え、言葉使いを心がける

じっくりと日々を振り返ることは少ないと思います。感じていることを味わい、やりたいこと、なりたい自分を描き、存在に気づき、素直に認めることです。

行動を躊躇させる要因

行動を躊躇させる要因には、**①自信がない** **②モチベーションが上がらない** **③続かない** の3つのことが考えられます。

①自信がない

多くの人が欲しいもの。ズバリ「自信」ではないでしょうか?自信を持つために、研修会に通い、資格を取ったりしています。自信とは、自分自身のことをどのように捉えているのか、「セルフイメージ」そのものです。

自信を持てず、行動を控えがちにする人をよく見かけます。自信は、幻のようなもので実像はありません。見えないことから、不安になったりします。実績のあるプロスポーツ選手でも、プレッシャーに押しつぶされ、本来のパフォーマンスを試合で出せないことがあります。自信をつけるには、一般的に場数を踏むことから経験値が高まり、育まれると考えられています。

メンタルコーチの白石豊氏は、「自信はよい結果が出てから、後で持つもの」ではなくて、**「よい結果を出すために、あらかじめ持って事に臨むものだ」**と、著書の中で述べられています。

あらかじめ持つ自信こそ「セルフイメージ」で、その基礎となるのは肯定的な言葉使いです。

「よし、行くぞ」、「私なら必ずやれる！」、「絶対に大丈夫！イケる！」、「オレは粘り強さなら誰にも負けない！」のように、絶えず自己暗示を繰り返すことで、イメージにふさわしい行動へつながります。「僕で大丈夫だろうか・・」「もし失敗したらどうしよう・・」このような否定的な問いかけは、自信につながりません。

しかし、「自信があるかどうか」を気にしすぎると、逆に、躊躇することへつながりかねません。「やる」と決める、「やることの価値」を感じていれば、「自信があるなし」に関係なくトライする！ということです。さて、あなたはこれまで何回トライしてみましたか?。一、二度うまくいかなくて〝自分には向いていない〟と、自信を無くしていないでしょうか。

トライ＆エラーを繰り返した先に成功があり、その体験が少し

ずつ自信につながっていくのです。

②モチベーションが上がらない

セミナーでの質疑や、メールで、「モチベーションが上がらないのですが、どうしたらいいでしょうか？」と、たびたび相談を受けます。

モチベーションを上げる方法に、動機づけがあります。私の場合、モチベーションの有無は気にしていません。「自分がやりたいこと」「止むに止まれぬこと」「やると決めたこと」を、きちんとすることに徹しています。例えば、歯磨きや、ご飯を食べることにモチベーションが必要でしょうか？

モチベーションを気にする人は、やらない理由を並べる傾向があるように感じます。果たしてモチベーションがあれば、本当に行動するのでしょうか。

また、「やる気」と「テンション」は違います。研修会に参加し、一時的にテンションが上り、気分が盛り上がったりすることと、実際に行動をするのかは一致しません。逆に、「なんとなくやってみた」ことで、後からモチベーションらしきものが湧き、続いていくことがあります。内発的に動機づけされ、「面白くなってきた」ということです。自信やモチベーションは、最初からなくてもかまいません。

大切なことは『目標を達成したい』という意志を持ち続けることです。

③続かない

あなたは、行動力があると思っていますか？「いや〜、ちょっと・・・」と、思うタイプでしょうか?。私自身は、行動力のあるタイプだと思っています。しかし、日常生活では目の前のことに捉われ視野が狭くなり、大事なことを忘れがちです。職業が「コーチ」「モチベーター」でありながら、いつの間にか行動が小さくなっていたりします。

行動を続けるには、「何故それをしたいのか？」、人生レベルの大目的を持つことが大切です。どんな気持ちになりたいのかを意識し、自分自身に期待しながら、頑張る力に変えていきます。

例えば、自分の経歴や持っているものを「〜しかない」ではなく、「〜もある」と、表現方法を変えることでもセルフイメージは変わります。

セルフイメージを高める⑮の流儀

繰り返し読み、実践することで、セルフイメージが高まります。

①未来思考になる

自己啓発書作家の池田貴将氏は、著書「未来記憶」の中で、『『ワクワクする未来記憶』を作ることで、やりたくなかったことが、やりたくてたまらないことへ変わっていきます。その結果のための行動であれば、ぜひやりたい―そう思える意味づけを未来記憶で作ることが大切です。」と、述べられています。

行動が止まっている時は、視野が狭くなり、目の前のことだけになりがちです。こうした時、未来に視点を向け『**どんな未来へつながるのか？何を目指そうとしていたのか？**』**を考えること**で、本来の意味を見出せます。

②見られている意識が行動を律する

職場で接遇の仕方やコミュニケーションの手法を指摘されたりしますが、専門職として「本当はこうしたらいい」と、内心ではわかっているものです。しかし、なかなかできないもので一人で訪問や夜勤する時など、自分だけの判断になり、あまくなりがちです。**『見られている』という意識が、自分の行動を律します。**

③フリから始める

「そんなキャラじゃない」、「そういうの苦手です」と、思っていても、他者から見ればむしろ、「ぴったり」、「できそうだ」と、映っていたりします。こうした時、**他者に映っているイメージに合わせ、「フリから始める」**ことも新しいイメージづくりに有効となります。色々な自分を経験をしてみることで、本当の自分が見えてきます。

④姿勢が感情を映す

心理学者の春木豊氏は、「最もネガティブな気分になるのは首をうなだれ、背骨を曲げる姿勢である。この姿勢はうつむく姿勢であり、鬱と関係があるということである。」と、述べられています。

また、歩行に関しても「短歩幅で歩くと、地味で、自信がなく、抑圧された気分になったが、歩幅が長くなるほど、派手で自信があり、開放された気分に変化した。」と、述べられています。※姿勢が心理に及ぼす効果に関する実験結果より

脳科学者の中野信子氏は、「自信がないときに強いポーズをとってもらうと、内観の変化があり、自信が出てきたり、喜んでリスクをとったりするようになることがわかりました。また、生理的な変化としては、リスクをとる行動を促すホルモン・テストステロンの値が上昇し、ストレスホルモンであるコルチゾールのレベルが激減しました。一方、弱いポーズをとってもらうと、それとはまったく逆の反応が見られました。」と、著書の中で述べられています。

自信に溢れ生き生きとした時の姿勢も、消極的で弱々しい時の姿勢も、心の状態次第で、誰もが同じような姿勢をとります。

すなわち、**日頃の姿勢や動き方に気を配り修正していくことで、感情をコントロールすることにつながります。**

⑤無理に気持ちをコントロールしない

自己啓発書作家の池田貴将氏は著書「心配するな。」の中で、「どんな感情もすべて、あなたへの『サイン』です。感情はどんなものであれ、よりよい未来のためのサインであり、メッセージとなって、あなたの役に立つために存在しているのです。いろいろな感情を、シャットアウトすることなくきちんと感じること、感情の本当のサインに気づいてうまく使うことこそが、すなわち人生を豊かにすること、あなたの人生の質を上げていくことにつながります。」と、述べられています。

誰にでも感情の波はあります。コミュニケーション技法を学び、できるだけ「いい状態」を保ち、落ち込む時間を少なくしたいものです。

感情を押し殺さず、浮かんでくる気持ちを味わってみることです。「こんな落ち込んでちゃいけない！」と否定したり、「ポジティブ、ポジティブ！」と無理に気持ちをコントロールしないことです。

⑥意識をどこに向けるのか〜フォーカスの仕方を変える

感情は、意識をどこに向けるのか〜フォーカスの仕方にかかってきます。見ているところは、「良い側面」なのか、「悪い側面」なのか。「未来」なのか、「現在」なのか、「過去」なのか。「できているところ」なのか、「できないところ」なのか？

人の話をいつも批判的に捉える人がいます。話を聞いていても、自分で嫌な気持ちになっていくいわゆる『自作自演』タイプです。原因があるわけではありません。ご自身のフォーカスの仕方によるもので、とても勿体ないことです。

⑦できない思考から脱却する

脳神経外科医の林成之氏は「否定的な言葉は、自分が言っても、周囲が言うのを聞いても、脳にとって悪い影響しかないのです。というのも、目の前にやるべきことがあっても、A10神経群が否定的な言葉に反応し、マイナスのレッテルを貼ってしまうからです。」と、述べられています。否定的な言葉は、解決策・打開策が見出せません。また、頭の中に残ってしまうと、どんな説明を受けたとしても、「やらない」「できない」と発想してしまいます。

また、健康心理学者のケリー・マクゴニガル氏は「意志力筋を鍛えるために、実行するのがたやすいことより困難なほうを選択し繰り返すことが重要だ。」と、著書の中で述べられています。**どちらか選ぶのであれば、困難な方、やったことが無い方を選んでみる**のはいかがでしょうか?仕事を依頼をされたら、ひとまず受け、「どうやったらできるかな?」、「私にもきっとできるはず」と、後から考えてみることです。「できない」を「できる」に変える、できない思考からの脱却です。

⑧自分への声かけを大切にする

いつも「私は人見知りで・・」と、話される方は、半ば自らを暗示にかけ、人見知りのイメージ、アイデンティティ（自己存在感）をご自身で深めていたりします。仮に、人見知りせず、スムーズに話すことが出来たとしても、「これはまぐれだ」、「本当はこんなんじゃない」とネガティブな言葉を並べ、思い込んでいるセルフイメージへ自ら引き戻そうとします。

いつのまにか使っている言葉には、その人の行動パターンや心の状態が映し出されます。話をするごとに、自分で『お望み』の人間像に向かっていく、ということになります。もし、今のセルフイメージが気に入らないのでしたら、『自分への声かけ』を大切にしてください。

⑨コンディションを整える～ルーティンを持つ

睡眠、食生活、運動・・・自分自身の生活リズムが乱れていると、患者さんに良い施術を提供することは出来ません。イライラ・不安な状態で、他者と余裕を持って関係を築くことも難しいです。本書のスキルや考え方の根底にあるのが、「コンディション」です。**「コンディション」を良好に保つためには、ルーティンを持つことも有効です。**野球のイチロー選手は、決まった行動や習慣をルーティン化することでマインドセットがすぐにでき、「迷い」の時間が少なくなるそうです。

⑩小さなことでも幸せを感じる

暮らしの中で、大きな出来事はそうそうあるものではなく、『幸せへのプレゼント』も、そうそう届くものではありません。働いている方の多くは、家と職場の往復で、変化の少ない毎日を送られていることと思います。その中で、何か起きないとモチベーションが上がらないのでは困りものです。

嬉しい瞬間を見つけれたり、喜びを感じられることが多いほど、QOL、満足度は高くなります。

何もなかったかのようにスルーしてしまうのか、「おっ、ラッキー」と感じられるのか。関心度の違いで変わってきます。小さなことでも捉え方次第で幸せに感じることができます。

⑪小さな楽しみを見つける～遊び化のススメ

一日のうち、多くの時間を占める仕事ですから、できるだけ楽しく過ごしたいものです。楽しく過ごせるか、そうではないかは、「主体的であるか、そうでないか」の違いかもしれません。些細な業務でも、小さな楽しみを見つけることで報酬源（ご褒美）が得られます。ゲーム感覚で、小さな達成感を味わうことが大切です。『遊び化のススメ』です。

⑫悩みの要素を減らす

目標へ向って邁進するためには、無用な悩みを減らしていくことが大切です。気球のように、一つでも重りの少ない方が、勢い良く上昇し、良い状態で行動をしやすくなります。そのためには、自分一人で解決できにくいことに時間を費やさず、悩みを減らすことが大切です。

捉え方には、楽観的なタイプと悲観的なタイプがいますが、前者は、現実と向き合い、未来を見据えて行動できる、前向き志向な人が多いように思います。反対に、後者は、未来と過去はあれど「今」が見当たりません。「今」があったとしても、いつも「気をもんでいる時間」ということです。過去を悩んでいても前へは進みません。かといって、わからない未来を憂《うれ》いても、自分自身の行動目標には届きません。

⑬どうせならいい心配をする

コーチングをしていると「もし失敗したら、どうしましょうか?」と、問いかけられることがありますが、そうした方で仕事や人生が順調そうな人に出会ったことがありません。どうせなら、上手くいった場合の心配をしてみるのはいかがでしょうか?。「もしこうなったらどうしましょう?」との質問には、「どうにもならない」「分からない」と応えるしかありません。やってないこと、起きてないことを悶々と考えても仕方がありません。

⑭無駄のようでも大切にする

意味がわからない、遠回り、不必要そうなことでも、大切なことがあります。現代社会は、エビデンスに基づく業務が主流となり、見えにくいプロセスは外され、合理化していく傾向にあります。

しかし、少しの気遣いや、プラスαの行動が、大きな意味を持っています。例えば、「最近この辺が痛くて・・」と、相談を受けた場合、状態を聴くだけでなく、そっと手を当ててみる、触診としてでなく、『手当て』しながら聞くことで、気持ちが伝わります。

また、申し送り書類等をいつもはＦＡＸで済ませているが、たまには事業所へ持っていき、顔を合わせ、言葉を交わすことで、互いの親近感が深まります。

スマートさ、効率、時短、を求めるばかりでなく、一見無駄のようでも大切にしていくことです。

⑮可視化する

仕事の上で、自分には少し難しいことや、うまく進まないことがよくあります。しかし、本当に出来ないのでしょうか?。そこで、**心の中にある課題を棚卸して書き出し、可視化することです**。頭の中で考えるのと、見ながら考えるのでは感覚が違います。できないと諦めず、しっかり向き合うことで、課題の解決へ向かいます。「時間が〜」、「そのうち〜」などのように言い訳せずに、やってみませんか。できるとスッキリ感が溢《あふ》れます。

リストに表して見える化することで、目標が明確になり、自然に体が動き始めます。

セルフイメージを高める15の流儀！

①未来思考になる

②見られている意識が行動を律する

③フリから始める

④姿勢が感情を映す

⑤無理に気持ちをコントロールしない

⑥意識をどこに向けるのか〜フォーカスの仕方を変える

⑦できない思考から脱却する

⑧自分への声かけを大切にする

⑨コンディションを整える〜ルーティンを持つ

⑩小さなことでも幸せを感じる

⑪小さな楽しみを見つける〜遊び化のススメ

⑫悩みの要素を減らす

⑬どうせならいい心配をする

⑭無駄のようでも大切にする

⑮可視化する

Step2

コミュニケーションの捉え方

心が通う人間関係

経営学者のロバート・カッツ氏は、ロバート・カッツ理論３つのスキル（図１）の中で、「経営幹部、管理職、職場リーダー、一般社員の各階層において横断的に求められるスキルは、コミュニケーション能力・プレゼンテーション能力・ネゴシエーション能力・ファシリテーション能力、つまりヒューマンスキル（対人関係能力）である。」と、述べられています。

文部科学省は、「社会環境の変化と求められる人物像」として、「各分野における基礎的な知識の徹底的な理解」「グローバルな感覚の素質」「プロジェクトを遂行していくマネジメント力」「課題発見・解決力」そして、「**コミュニケーション能力**」を挙げています。経済同友会では、「企業が求めるコミュニケーション能力とは対話力であり、企業内外の公の場で上司や部下、同僚、あるいは顧客など、相手の主張を正しく理解し円滑に対話できる力、また、そこに臆することなく自らの考えを明確に述べ、説得することができる力であり、交渉力も含まれる」と、挙げています。

人間関係で最も必要なスキルは、コミュニケーションです。

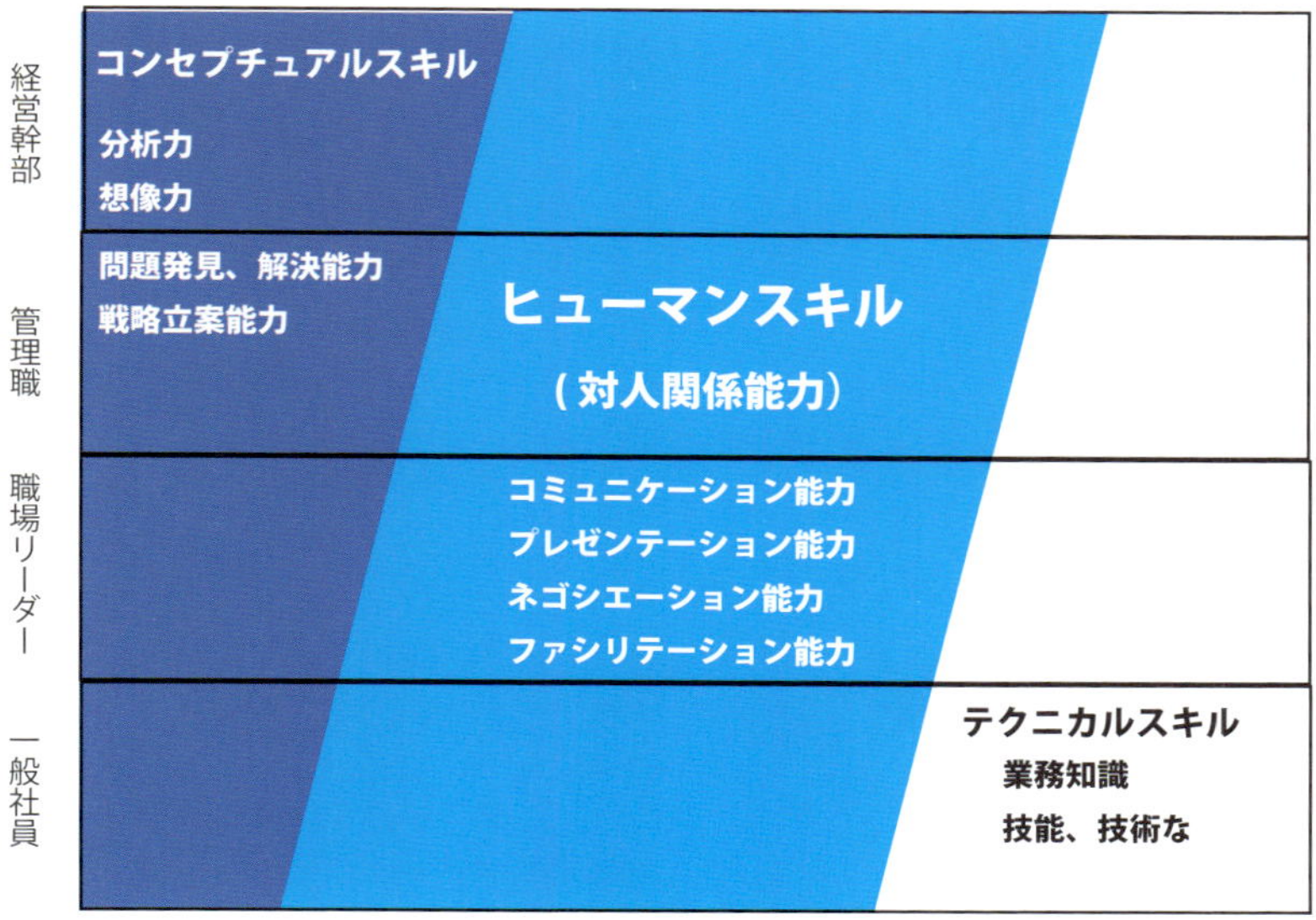

図1 ロバート・カッツ理論３つのスキル

人間力とは何でしょうか？

心理学者の市川伸一氏は、「社会を構成し運営するとともに、自立した一人の人間として力強く生きていくための総合的な力」と、述べられています。その人の「器」または、「人徳」、「懐《ふところ》」と、言い換えられるかもしれません。

以前、ＩＱ（知能指数）に対する、ＥＱ（心の知能指数）という言葉が話題になりましたが、知能だけでなく、人間的魅力につながるコミュニケーション能力や、ソーシャルスキルを身に付けたいものです。

情報過多な時代であるからこそ心が通ったコミュニケーション・人間力が求められています。

コミュニケーションの捉え方1～人間力アップ

コミュニケーションスキルは、①主体的である、②ありのままでいる、③短所＝長所にもなる、④否定に負けない、⑤「自分なりに頑張ります」と話さない、⑥今あるリソース（資源）を生かす、⑦人と較べない、の5つの観点で捉えると、わかりやすくなります。

①主体的である

「他者依存」であると、身の回りに起こることに翻弄《ほんろう》され、不平不満が多くなります。また、自分ではどうにもならないことを、無意味に悩むことにつながります。つまり受け身な状態で、変化に弱くなります。出来ない理由を、人や組織、状況のせいにしがちで、課題はコントロールすることは出来ません。効果的な動き方に目を向け、主体的であることです。そうすればコントロールが可能となります。状況、感情、環境、全て自己責任となり、力を試しやすくなります。

②ありのままでいる

あなたは、いつもありのままの自分、自分らしい自分でしょうか？コミュニケーションを難しくする原因に、『誤解』や『思い違い』がよくあります。

メンタルコーチのワタナベ薫氏は著書「素のコミュニケーション」の中で、「先回りしてあれこれ考えるのをまずやめてみましょう。その時の会話や目の前にいる人に集中してみましょう。その場の空気を集中して感じてみましょう」と、述べられています。

周りを気にし過ぎると、振る舞いや表情、言動が固くなり、他者に違和感を感じさせ、気を使わせたりします。

自分のニュートラルな状態を見つけ、自然体でいること。その方が、ストレスのない人間関係を築けます。

③短所＝長所でもある

何を基準に、長所、短所とするのか。例えば、「誰とでも打ち解けて話せる」は、見方を変えれば、「おしゃべり、なれなれしい」と、受け止められ、長所＝短所となります。

コーチングでは、「強み」「弱み」という捉え方をします。目標に向かって行動していく、活躍の場を拡げていく時に、自分の何を生かすとより発展していくのか、を考えることです。日本人は、サッカーや野球、バスケット、陸上など、スポーツでよくフィジカルの不足を指摘されます。しかし、最近は、「身体が小さい」、「細い」等のハンディ（短所）を、「俊敏性」「無駄のない動き」といった長所に変えて、多くのプレイヤーが世界で活躍しています。

子供の頃から一方通行の「長所」「短所」という考え方が意識づけられ、『自分はこういう人』と、思い込んでいたりするため注意が必要です。**『自分が思っているような人間ではない』**ということです。

④ 否定に負けない

人は、二つのタイプに分かれているように思います。「前向き、肯定」タイプと、「後ろ向き、否定」タイプです。あなたはどちらでしょうか？「後ろ向き、否定」タイプの人は、周囲にネガティブな影響を与え、前向きな雰囲気に水をさします。よく私も出会い、リズムが狂います。

最近、否定的な言葉に打たれ弱い人が増えてきました。言葉を真に受ける必要はありません。あくまでもその人の考え方で、また、周りのことを考えて言葉を発しているわけではありません。後で、言ったことすら忘れていたりします。例えば、「後ろ向き、否定形」タイプに向かうマタドール（闘牛士）をイメージしてみてください。否定的な言葉の突進に、「なるほどね」「まぁね」「うーん、そうだね～」「はっはっはー」「わぉ」「面白い意見だね～」と、ヒラリとかわします。相手の言葉をまともに受ければ、ブスッと腹に突き刺さってしまいます。つまり、このような場面を経験することで、コミュニケーション力をつけることにつながります。

都合が良く、耳障りの良い言葉だけを聞いていては成長できません。

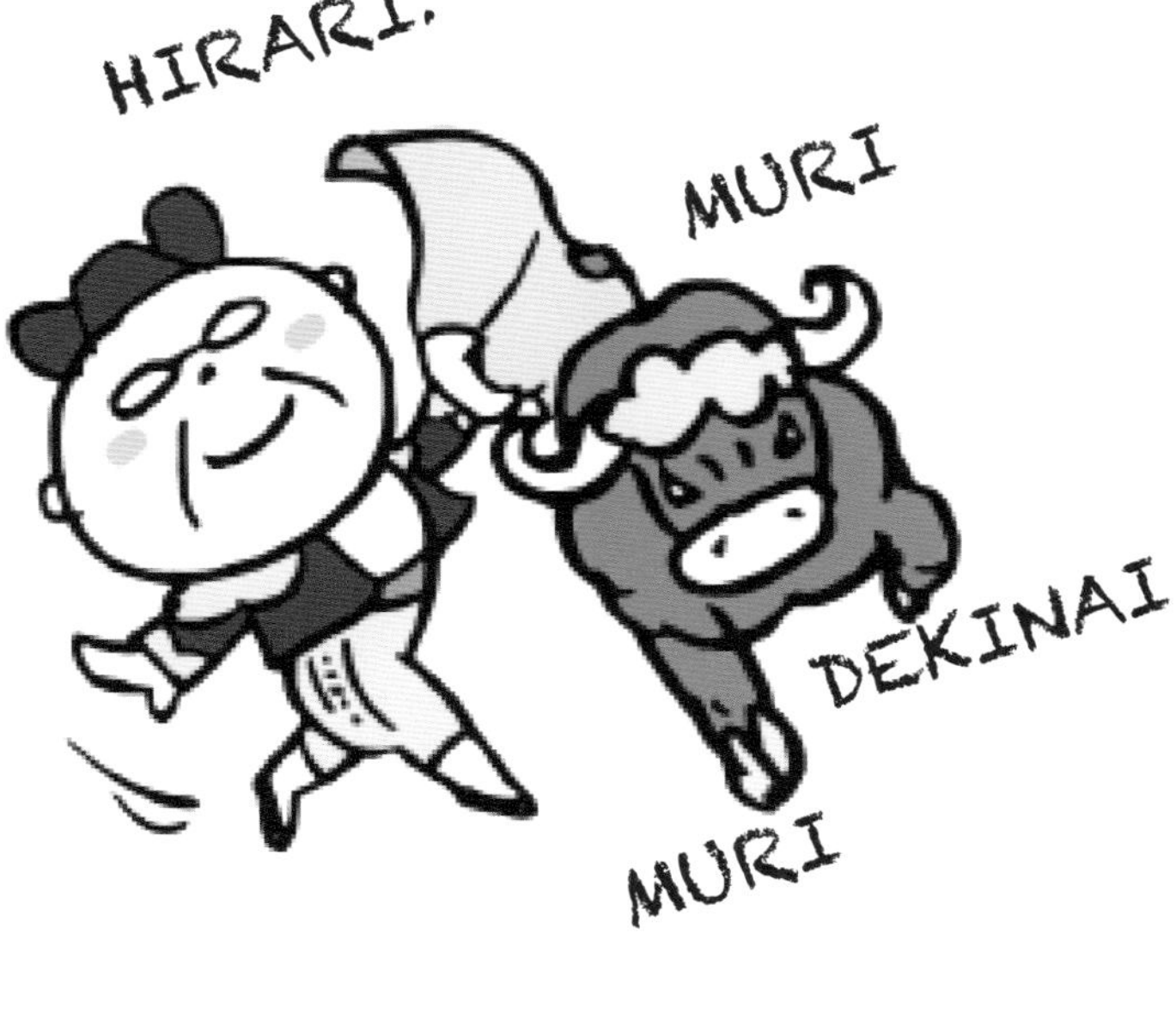

⑤「自分なりに頑張ります」と話さない

ドロップアウトしそうな時、よく耳にする言葉があります。「自分なりに頑張ってみます」です。とても都合の良い表現だと思います。「自分なりに」というのは、人生経験から湧いてくる自分だけの主観的なイメージで、一人ひとり違った人間枠（価値観）にあたります。「自分一人でそれなりにやる」ということはどうしても、小さくまとまりがちで、その枠を超えるような行動にはつながりません。つまり、「自分なりに」やって来られた結果が、今の姿勢そのものなのです。

あなたが、変わりたい、変えたいと思われているのであれば、周囲のサポートを受けながら取り組むことで、より良い方向へ進みます。潜在的な能力、強み、枠などは、自分ではなかなか気付かないものです。

もし、相談者が「**自分なりにやってみます**」と、**話されたら、「諦めようとしている」「逃げようとしている」サイン**かもしれません。

⑥今あるリソース（資源）を生かす

『この状況を何とかしたい』と、職場に対する意識が起きてくると、不満や、退屈感が強くなってきます。打開へのきっかけを求め、研修会やセミナーへ参加される人がいますが、先進事例や、同職種で起業された方の話を聞き羨ましく思い、逆に焦りにつながったりしていては、何にもなりません。

コーチとして多くの方と関わり、気づいたことは、「隣の芝生が青く見る」症候群にかかってはダメ。ないものねだりをせず、今ある「**リソース（使える資源）**」を生かすことです。自分の持っているリソースは忘れがちです。「足るを知る者は富む」とも言います。色々な方法を知っていても、使わずに足を止めていることが多いのです。そんな時、組織や職場の長へ課題解決への企画提案書をつくり、方法や仕事への夢をプレゼンしてみてはいかがでしょうか。まず今の職場でトライです。

慣れ親しんでいる環境で実践できなければ、どこに行っても展開することは難しいと思います。

⑦人と較べない～情報の捉え方

日々の生活では、感情が停滞する時もあります、行動が進まなくなる要因には、前項の職場に対する意識と同様に「他者との比較」が考えられます。知らず知らずのうちに、比較のパターンになっていて、本人は気づかないものです。

成果を挙げている人、活躍している人、著名人のブログやSNS投稿を見て「あー、スゴいな・・・それに比べてオレなんて・・」と卑下していては、セルフイメージを下げることになります。また、悪いことにこの状態はどこかでバランスをとろうとして、自分より立場の弱そうな人、経験不足な人、失敗しがちな人と、比較して、「自分の方がまだまだマシだ」と安心し、低いレベルでしか、物ごとを捉えられなくなってしまいます。インターネットでの投稿を鵜呑みにするのはナンセンスです。当事者は都合の良いことしか発信しないものです。実際は違っていても、きっと自分を奮い立たせる意味で、内容を調整されていると思います。

情報は自分と比較するのではなく、

・素直に学ぶ

・どうやればそうなるのか、モデリングする

・刺激を受け、モチベーションにする

・連絡をとり、メンターをお願いする

・自分の改善材料にする

・応援する

・反面教師にする　等

内容と上手に付き合い、行動の推進力にしていくことです。

⑧怒り、イライラをマネジメントする

まだ子供が小さかった頃、私は、睡眠不足、疲労状態の時、時々子供に対して、イライラして怒鳴ることありました。反対に、コンディションがよく頭がスッキリしている時は、怒鳴ることもなく、優しく接することができました。この経験から、**睡眠、栄養、運動を通じた日常生活のコンディションづくりが、感情と密接につながっている**ことを痛感しました。

普段、怒りっぽい、イライラしがちな人は、感情のベースライン、デフォルトがイライラモードで設定されているのかもしれません。何かの出来事（人、場所、状況）が引き金となり、感情が引き戻されてしまうのです。その設定に気づき、怒りイライラをマネジメントすることが大切です。

⑨ほめてもらった言葉を大事にする

コーチングワークショップの中で、受講生の一人に前へ立っていただき、その方がどんな人だと思うか、どんな印象を受けるかを参加者同士で伝え合うワークを行いました。すると、色々なイメージが出ること出ること・・。「優しさに溢れている」「相談したら親身になってくれそうな気がする」「理知的で、引っ張ってくれそう」・・その方とは、初対面の人が多かったのですが、驚くことに皆さん似た印象を持たれていました。ご本人は想定外に良い印象を聞き、喜びながらも複雑そうで、居心地が悪そうな様子でした。実はここがポイントなのです！客観的に見えていることは、ある意味、真実なわけです。しかし、自分ではそう思っていなくてセルフイメージが追いついていない状態です。

言葉を素直に受け取り、「ありがとう」と言ってみましょう。

あなたの真の良さが、ほめてもらった言葉に隠されており、噛みしめることで成長へとつながります。

コミュニケーションの捉え方１
人間力アップ！

① 主体的である

② ありのままでいる

③ 短所＝長所でもある

④ 否定に負けない

⑤「自分なりに頑張ります」と話さない

⑥ 今あるリソース（資源）を生かす

⑦ 人と較べない～情報の捉え方

⑧ 怒り、イライラをマネジメントする

⑨ ほめてもらった言葉を大事にする

コミュニケーションの捉え方2〜自分を魅せる

次に求められるのがプレゼンテーション能力・スキルです。いかに自分を表現するのか、自分を「魅せる」ということは、大きなウエイトを占めてきます。

①プレゼン力を高める

プレゼン力を高めるには、言葉以外の手段を用いた非言語のコミュニケーション（non-verbal communication）」が、とても大切です。しぐさ、態度、ジェスチャーなどが、言語と合わさることで印象が変わります。「状況」、「雰囲気」などは、非言語コミュニケーションを活用して伝えることができます。ただし、非言語コミュニケーションは、見た目で判断させたり、言葉以上に情報を伝えたり、影響が強いので、注意が必要です。

しかも、現在は、動画中心の時代です。他の媒体で表現された内容と、コンテンツの一貫性がより求められます。つまり、演出した人格では通用しない、本物が選ばれる社会になってきたと言えます。

「考えを自分の言葉で効果的に伝えられる」「相手の心に届き、行動が始まる」自然体で魅力的なプレゼンが出来ることは、これからの時代に『選ばれる人材』への大きなポイントです。

②前向きな言葉使い

「頭では分かっているのですけど、私はそういうのが出来ない人なんです。」「そういうのに向いてない人なんですよね～」「何とかしなきゃとは思っているのですが、なかなか難しいのですよね・・」と、できないと自分で決めて話す人がいます。

「何故そうだと分かるのですか?」と、考えてしまいます。このように自己を限定した言葉使いは、力をダウンさせ、勿体なく思います。

以前私は、「フルマラソンなんて絶対ムリ！」と思っていましたが、大会に出場し、遅いながらも完走ができました。「人前で話すのなんてムリ！」と言っていた方が、売れっ子講師になられた例もあります。このように、考え方次第で、可能性は広がります。

例えば、ブログを書く、ダイエットする、運動習慣をつくる、タバコを止めるなどは、本当に無理なことなのでしょうか?前述の『できないときめて話す人』だと「何とかしよう」と、最初から考えていないと思います。とても、残念な思考パターンです。

こうした状態に陥らないためには、「そういうのが出来ない人なんです。」のように、あえて卑下して言わないことです。仮に謙遜していたとしても口に出す必要はありません。言葉遣いというのは、面白いものです。意識していなくとも、その人の思考パターンが見えてきます。言葉を発することで行動が制限されてしまうのだとしたら本当に残念なことです。

嫌だったことが、前向きな言葉を使うことで、「うーん、悪くはないのかも」に変わり、「これやった方が得じゃない？」そして、「絶好のチャンスだ！」へと変わることもあります。まさに、ピンチがチャンスに変わった瞬間です。とことん「いい所」「ラッキーな所」「メリット」「得」を見出してみるのです。

どうしても物ごとを一側面から見てしまいがちになります。しかし、多面的に捉えることで、いろいろな解釈ができるものです。**前向きな言葉で意味づけをすることは、いくらでもできるのです**。こうした発想は、慣れてないとすぐには出来ません。リハビリと同様で、日頃からトレーニングが必要です。

③意味づけの達人になる

何か起きても、事実とは異なる「意味づけ」をすることは可能です。ことわざで「物は言いよう」と言いますが、意味づけはどのようにでも出来ます。

上手に使うことで、感情を自在にデザインすることができます。

問題が起きた時、直後は落ち込み、不安になり、嫌な気持ちになるかもしれません。しかし、落ち着いた頃に、「この問題の素晴らしいところ（感謝できるところ）は何だろうか？」、「取り組むメリットは何だろうか？」と、考えてみることです。そして、メリットをいくつも挙げてみましょう。

その気になれば、あなたも「意味づけの達人」になることが　必ずできます！。

④継続させる

「成果をあげる人」と「変わらない人」の違いを聞かれたら、コーチングの観点からですと『適切な行動の継続実践』をしているかどうかに尽きます。しかし、多くの人は、続けることができません。人間は弱いもので、頭では「本当はやった方がいい」とわかっていても、やらない、出来ない現実とのギャップに悩みます。

「じゃあ、どうしたらいいんだよ！」「ボクだって本当は続けたいんだ！」といった、心の叫びが聞こえてくるようです。

継続させるには

まず、「**楽しいのか**」どうかです。確かに、シンプルに楽しければ続くと思います。しかし、日常ではあまり楽しくなくても続けないといけない事が多いですよね？

この場合の解決方法は、楽しさやスッキリ感などの「快感情」へ結びつけることです。課題をを達成した後の嬉しさのような気持ちをイメージするのです。これにより、実践する意味合いが変わります。私の場合、「筋トレ」や「早起き」、「書類整理」、「学校の奉仕作業」などに向かうとき、このやり方で心の調整をしています。

次に、「**本当にやりたいのか**」です。つまり「本気かどうか？」ということです。例えば、痩せた方が良いとわかっていても、本気でなければ、『それなりに』終わってしまいます。気持ちが連動していないと続きません。

コーチングセッションの中でたまに、次のような質問を投げかけます。

「○○さん、本当にやりたいと思っていますか?」「どのくらい本気なのですか?」と。そこを確認し、あまりやりたくないのであれば、「別にやらなくていいのでは?」と、伝えます。それも選択の一つです。「やっぱりやりたい」のであれば、やってみることです。小さなことからでも、今日から始めてみます。また明日もやり、繰り返すことで何となく楽しくなります。やがて弾みがつき、頑張らなくてもできるようになっていきます。小さくても「やった」という事実は、実績となり自信もつきます。気づいたら習慣化されていて、私もこの連続です。この方法ならきっとうまくいくはずです。

「三日坊主」は、一つのメタファー(比喩)ですが、続けられるかどうかは、あまり気にしないことです。たとえ続かなくても、四日目からまた三日坊主を始めれば良いのです。まずは手をつけてみること。ご褒美目当てでもかまいません。

途切れたとしても、繰り返し行えば良いのです。

⑤信頼関係を築く

早い時期から利用者さんと信頼関係ができることで、リハビリを意欲的に取り組んでもらえ、主体的な行動が生まれ、利用回数が増えます。そして、喜びの声や、良い評判が広がっていきます。このプロセスは「言葉」と「関わり方」から生まれるスタイルで、コーチングを学んでいて、本当に良かったと実感する時です。もちろん、信頼関係そのものが身体を治したり、機能を上げたりする訳ではありませんが、外せない要素であることには違いありません。特に、地域リハの領域では必要です。

身体と精神は車の両輪で、双方にアプローチすることが大切です。

では、具体的に私がどのように行っているのかというと、

「笑顔」を基本に、

①ほめる（承認する）

②肯定的な声かけ

③目標を意識させる

決められた時間内で、どのように場をデザインするのかへ意識を配ります。施術、傾聴、会話のバランスを考え、きちんと対応します。しかし、質問をすれば、相手は応えられるのですが、一度スイッチが入ってしまうと、話が長くなることもしばしばあります。皆さんも、よく経験されますよね?。つまり、ただ傾聴すればいいというものではなく、①ほめる、②肯定的な声かけ、③目標を意識させる、の3つのポイントにメリハリをつけながら、時間内でまとめ、次の利用者さんの応対をしています。

先日、他事業所のPTさんから利用者さんを引き継ぎました。情報伝達のミーティングでは、「この方、最近意欲が低下されてまして…」と、しきりに伝えられていたのですが、実際にお会いしてみると、全くそうでなく、笑顔で応対され、意欲もありました。ひょっとしたら、「関わり方が良くなかったのでは?」と、いうことです。

関わりを大切しながら、利用者さんがどうすればより良くなるのかを考えたいものです。

コミュニケーションの捉え方２
自分を魅せる！

① プレゼン力を高める

② 前向きな言葉使い

③ 意味づけの達人になる

④ 継続させる

⑤ 信頼関係を築く

次は実践的な自分づくり！

コミュニケーションの捉え方3～自分を磨く

私は訪問リハビリ業務に携わるにあたり、

1 できるだけ良い関係が築ける利用者さん・ご家族と関わっていきたい。

2 ケアマネージャーさんとは協力関係を築ける方と進めていきたい。

3 そして、そういう方達で登録者を構成したい。と、このような方針で始めました。

そんなに都合よくいくのかなと思ったのですが、取り越し苦労に終わりました。理由は、コミュニケーションのあり方次第で、殆どの方と信頼関係を築くことができたからです。

例えば、俗に言うクレーマーの利用者さんで、ケアマネージャーさんからは、少し困ったケースとして紹介されたのですが、まずは自分のファンなってもらいました。初めに信頼関係をバチッと決めることができれば、リハビリの「ノリ（意欲）」はまったく違うものとなります。

①自分のファンづくり「徹底ラポール術」

ラポールとはフランス語で「関係」の意味ですが、特に共感に基づく信頼関係のことをさします。もともとは臨床心理学の用語で、カウンセラーとクライアントとの間にラポールが成立すると、クライアントの警戒心や緊張が緩和され、コミュニケーションが円滑になるといわれています。コーチングでもよく使われるのですが、私は、訪問リハビリでも応用してみました。主な技法として、

1．あいさつ&笑顔

2．あいづち&うなづき

3．オウム返し&言い換え

4．相手の名前を呼ぶ

といった、信頼関係を築くための技術を丁寧に行います。そして…

5．質問する

質問は常に意識しています。特に、初期段階での質問には注意を払います。

「リハビリをやって、どんなふうになったらいいでしょうか？」

「動けるようになって、やってみたいことってありますか？」

「今、何か困ってることってありますか？」

「普段、どんなふうにして過ごしてるんですか？」

「何かリハビリでやってみたいことってありますか？」

「どうします？やってみましょうか？」

こうした質問により、本人の「やりたい」を引き出し、思いをじっくりと聴きとります。（ケアマネージャーさんも、これには驚きます。）

基礎スキルをしっかり行うことで、信頼関係が深まり、リハビリへの意欲が格段に変わってきます。面白いことに、ご自身で主体的に行動されることが増えてきます。

次の訪問では、その後の実践や進捗を確認しながら、思いを聴くことを繰り返すスタイルで利用者さんと向き合っていきます。これが自分のファンづくり、徹底ラポール術です。


信頼関係づくりが、自分らしい療法士スタイルを創ります。

②上手くいかなくても経験を『ネタ』に！

私も、全てが上手くいっている訳ではありません。理想では上手くいくと思っていても、クレームを受けることもあります。

時々、「このようにしたのですが、上手くいかなかったですね…」と、失敗経験を話すと、意外に多くの方が共感されたりします。一般的に、人の失敗談は好まれるものです。

上手くいかなかった事は、よく覚えています。が、今では話の『ネタ』となり、次の学びへつながっています。あなたの失敗も、後々『いいネタ』となり、改善や次のビジョンへつながるかもしれません。

失敗は、挑戦してきた証で、すべてに意味があり、無駄なことはありません。（主体的に取り組んでいるからこそです。）

③思い通りにならないときの対処法

これまで、患者さんや利用者さんの状態や、取り組む姿勢が思うように変わらず、イライラしたり、悶々としたり、憤りを感じたりすることはなかったでしょうか？よくある事だと思います。似たようなケースでは、コーチとクライアント、上司と部下、教師と生徒、親と子、夫婦、恋人・男女関係…。

自分の思うような変化が相手に見られない時、もっとこうした方がいいのに！もっと前向きな言葉を使った方がいいのに！何でやらないんだ？と、相手を責めてしまう気持ちになったりします。これは、『操作主義』と言われ、無意識に相手を自分の意のままに変えようとしてしまうことです。これは、まずうまくいきません。無意識のうちに、相手から反発を生んでしまいます。

療法士でいうと、意欲的に手技を学んで技術も上がってくる、専門職としての意識も高まってくる…そんな折に直面する現象です。悪気はなく、むしろ、一生懸命取り組んでいるからこそ、自分本位になってしまうものです。

では、どうしたらいいでしょうか？

対処法は、「相手を変えようとせずに、分かろうとする」ということです。適度な距離をとり、良い意味で諦《あきら》めたり、切り離しをすることです。そして、何故、相手がそういう状態になったのかを考えてみます。コーチングでは、このようなスタンスをとります。結局、やるかやらないかは、相手が決める事で、そこに気づくと向き合うことが、とても楽になります。

つまり、**私達が一貫してできることは、「相手を信じて」、「応援すること」です。そのためには、「ほめる（認める）」こと、「肯定的な言葉かけ」をすることです。**

誰に対する臨床でも、このスタンスを貫くことです。

④可愛がられる存在になる

憎めない、面倒見たい、可愛がりたいと、感じさせる存在はいるものです。「可愛がられる」ことは、一つの才能で、仕事を円滑に進めていく上で、大いに発揮すべき能力だと思います。

何を言われるかよりも、誰に言われるかで行動が変わってきたりすることがあります。職場で普通だと、「えー」と言われ、断られる提案も、職長、所属長から可愛がられている存在からの提案だと、「しょうがないな」と、承諾されたりします。これは主観的な判断であり、説得や説明の内容を軽く超えます。人は、客観性や正しさだけでなく、主観も交えながら判断するものです。

より良い仕事を進めていくためにも、日頃のコミュニケーションが大切です。**好印象を持たれるような振る舞いや、仕事への貢献・正確さ、気持の良い接遇**などが、とても大切です。気を配り、可愛がられる存在になることです。

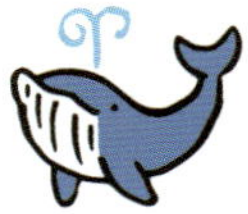

くじらコラム１～人間万事塞翁が馬

私は、中国のことわざ『人間万事塞翁が馬《じんかんばんじさいおうがうま》』が大好きです。いつの頃からか、人生観にとても影響を与えています。ご存知の方も多いかと思いますが、改めてどんな話かというと・・

中国の北の方に占い上手な老人が住んでいました。さらに北には胡（こ）という異民族が住んでおり、国境には城塞がありました。ある時、その老人の馬が北の胡の国の方角に逃げていってしまいました。この辺の北の地方の馬は良い馬が多く、高く売れるので近所の人々は気の毒がって老人をなぐさめに行きました。ところが老人は残念がっている様子もなく言いました。

「このことが幸福にならないとも限らないよ。」

そしてしばらく経ったある日、逃げ出した馬が胡の良い馬をたくさん連れて帰ってきました。そこで近所の人たちがお祝いを言いに行くと、老人は首を振って言いました。

「このことが災いにならないとも限らないよ。」

しばらくすると、老人の息子がその馬から落ちて足の骨を折ってしまいました。近所の人たちがかわいそうに思ってなぐさめに行くと、老人は平然と言いました。

「このことが幸福にならないとも限らないよ。」

一年が経ったころ胡の異民族たちが城塞に襲撃してきました。城塞近くの若者はすべて戦いに行きました。そして、何とか胡人から守ることができましたが、その多くはその戦争で死んでしまいました。

しかし、老人の息子は足を負傷していたので、戦いに行かずに済み、無事でした。

『人間万事塞翁が馬』淮南子（えなんじ）より

「人間（じんかん）」とは、世間（せけん）のことで、「塞翁」は、城塞に住んでいる「翁（おきな）＝老人」のことです。「城塞に住む老人の馬がもたらした運命は、福から禍（わざわい）へ、また禍（わざわい）から福へと人生に変化をもたらした。まったく禍福というのは予測できないものである。」ということです。

目の前に起きていることはどのようにでも解釈でき、一喜一憂することなく、最善を尽くせば良いのです。

コミュニケーションの捉え方３
自分を磨く！

① 自分のファンづくり「徹底ラポール術」

② 上手くいかなくても経験を『ネタ』に！

③ 思い通りにならないときの対処法

④ 可愛がられる存在になる

トライ＆エラーの繰り返し
恐れず挑戦！

コミュニケーションの捉え方4〜本音を聴く

本音を「聴く」

「聴く」は、相手のことを理解する最も重要な手段です。しっかりと聴くことで違う次元のコミュニケーションになっていきます。「その先」「その背景」を見据えることができ、様々なパターンが考えられるようになります。そのためには、深い洞察力と臨機応変さ、人間性が必要です。専門職としての力量は、このあたりにあると思います。

医療介護分野に従事していると、対象者の会話が不明瞭なこともしばしばあります。言語障害、認知症により辻褄《つじつま》が合わないことや、義歯が合わないことで言葉が聞き取りづらいこともあります。それでも手がかりを見つけ、つなぎ合わせて相手の真意を探ります。よく、「患者さん本位の」と言われますが、実現させるのは容易ではありません。だからこそ「聴く」スキルが必要です。では、どのようにすれば良いのでしょうか?。

①聴こうとするから聞こえてくる

職場でも、「それ聞いてない」「それはまだ下りてきてない」「まだ流れてきてない」と、言う人がいます。不思議ですよね。情報は、自分に自動的にやってくると、捉えているようで、主体的な姿勢は見られません。自分から行動することで得られるもので、話の真意も、聴こうとするから聞こえてきます。姿勢の問題なのです。

既に終了している研修会の情報に、「あー、そんな研修会があったんだ。教えてくれれば良かったのに」と、言う人がいます。しかし、このタイプは情報を知っていたとしても、「今はいいかな」と、参加しません。必要なものとして捉えないのです。逆に、情報をいち早くつかむ人もいます。アンテナは、一人ひとりの姿勢を表します。

関心、興味、必要度、思いのアンテナ（姿勢）があれば、ちょうどいいタイミングで情報が飛び込んできます。

②背景をつかむ

物ごとには、必ず背景があります。医療専門職は、いわば相手を見立てることが仕事です。この人はどんな人なのか、どんな疾患を抱えているのか、どこまで回復しそうなのかを見立てます。しかし、「決めつけ」「レッテル貼り」という側面も抱えています。見立てが本当に正しいのかどうか。ここで大切なことは、「そうかもしれないし、そうじゃないかもしれない」という柔軟性を持つことです。

人の行動には、そこに至る経緯が必ずあり、正しい、正しくないのかを議論することではなく、まず背景を知り、状況を理解することが見立てには必要です。自分の「偏り」「クセ」を認識した上で、相手が、どうしてその言動、行動に至ったのかを推察してみます。自分の尺度に当てはめることなく、公平な立場で「思いやり」を持ちながら、見立てをすることが大切です。「思いやり」は、相手の立場や気持ちを理解しようとする心です。こうしてあげたら相手は喜ぶだろうと、ホスピタリティの意識を持ちながらコミュニケーションを進めます。

相手の全てを理解するのは難しくとも、背景をつかみ、受け止めて、共感の意を示すことはできます。

③相手のニーズをつかむ

人の行動原理は、一人ひとりのニーズ（求めているもの）に起因し、価値観やポリシーともつながります。マズローの欲求５段階（図２）によると、欲求には、「生存の欲求」「安全の欲求」「帰属（社会的）欲求」「自尊心・貢献の欲求」「自己実現欲求」があります。

チームメンバーの仕事に対する向き合い方が、チームの中で「世の中への貢献をしたい」と、思う人がいれば、「自己実現、自己成長の場だ」と、考える人がいたり、「あくまでも給料を得るため」と、捉える人がいたりするように価値観が違うと、同じようなパフォーマンスを生むことは、難しくなります。

相手が求めていること、影響を受けていることを知ることで、行動や言動の意味が理解でき、的確なアプローチをすることができます。手がかりは、「言葉」です。

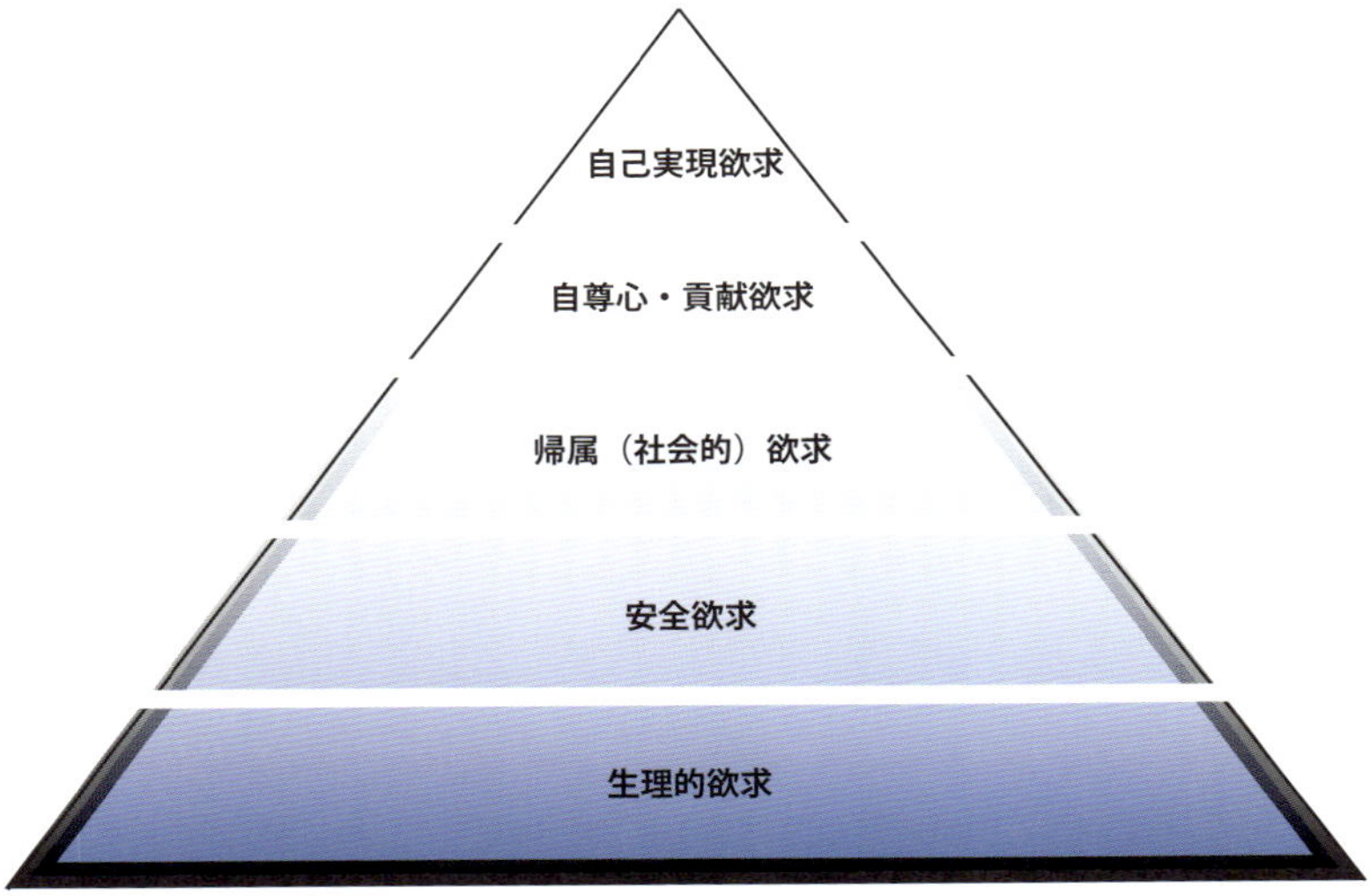

図２　マズローの欲求５段階

④鵜呑みにしない

他者の意見を聞かずに、自分の意見や論理を押し通したりする人がいます。が、それは、「**自分の中だけでの常識**」で、思い込みにすぎないことが多くあります。誰でも、自分の考えが間違っているとは思いませんし、間違いを認めたくもありません。

「普通は～」「～なんておかしい」「絶対に」「常識でしょ」などのような、言葉が聞こえてきたら、「あなたはそう感じたんですね?」と、注意を払いながら向き合うことです。

「人の話は半分にして聞く」と、言ってみたりしますが、**その人独自の考え方は、鵜呑みにせず、まずは参考意見として受け取っておくことが大切です。**

⑤言葉を引きだす姿勢

患者さんや周りの人に、「困っていることや悩みはないですか?」と、ストレートに聞いて、素直に答えられる人もいらっしゃいますが、多くの人は、本音をなかなか話されないものです。

このような時、私は、次のように相手と向き合っています。

まず、質問の仕方ですが、

「困っていることや悩みはないですか?」ではなくて、「何か困っていることや、悩みはございますか?」と、投げかけます。そして、

「もし困っていることや悩んでいることがありましたら、教えていただいてもよろしいですか?」

「今、どんなことに困っていますか?」

「今、ちょっと困っている、ことなどございますか?」

「言える範囲で構わないので、お教えいただいてもよろしいですか?」と、続けます。

違いがわかりましたか?「~ないですか?」と聞くと、潜在的に「ない」ということを想起させてしまいます。これは否定形で、「ありますか?」と肯定的に聞いてみるのです。

また、困っていることや悩みは、プライベートな問題で、できれば言いたくないことだと思います。「どうしてあなたに言わなきゃいけないの?」と感じ取られたら本末転倒です。

信頼関係がなければ、いくら質問しても本音はなかなか話されません。

「もし少しでもお手伝いできたらと思うので…」とか、「何か私にできることはございますか?」といった、寄り添うような言葉を加えてみることも良いかもしれません。一つひとつの言葉に意図があります。言い回しをよく考え、質問をしてみる事です。

コーチングセッションでは、質問の言葉選び、言い回しに気を使いながら話します。「こんな些細なことを?」と、思われることがあるかもしれませんが、投げかける質問が相手の焦点(=感情)をつくりだしますので、より意識しています。そのためにも、

日頃から、周りの人がしている質問を意識的に注意し、また自分が何気なくしている質問を客観視してみることが大切です。

⑥主体性をを育む質問スタイル

リハビリやデイケアの開始時に、「今日はどんなことをしてみたいですか?」「今日は何をしていきましょうかね?」と、シンプルに聞いてみましょう。一般的には、その日のプログラムは決められており、利用者の希望や意思を確認することなく、予定通り指導を進めていきます。仮に、希望があっても何も聞かれないと、自分からは話されません。人は質問されるからこそ、思考が新たに始まるのです。

そこで、少しでもいいので、何を、どのようにやってみたいのか聞いてみましょう。「特にありません」「お任せしますよ」とおっしゃられれば、「わかりました。お任せでよろしいんですね。」という形で受け止めます。その過程において、『主体的な』感情が芽生えます。

コーチングの理念である、「答えはすでに相手の中にある」とは、このことです。

一番大切なことは相手を信じて接することで、アドバイスや指導は、タイミングを図りながらすすめます。

くじらコラム2 ～決めつけない！

「レッテルを貼る」という言葉がありますが、自分の物の見方というのは、その人がこれまで培ってきた、固有の見え方、クセです。人は大きくこれに支配されている、と言っても良いでしょう。ただ、自分でこれに気づくことは容易なことではありません。しかもこれがおかしいだなんて、露も思いません。しかし、ここを念頭に置くだけでも、視点に余裕が出てきます。

また、それは意見や感じ方は人それぞれであろう、ということです。人の言うことはあまり気にしなくてもいい一方で、自分の見る視点を増やす意味でも、客観的な意見を取り入れることが重要です。

コミュニケーションの捉え方４
聴く姿勢！

① 聴こうとするから聞こえてくる

② 背景をつかむ

③ 相手のニーズをつかむ

④ 鵜呑みにしない

⑤ 言葉を引きだす姿勢

⑥ 主体性を育む質問スタイル

相手を信じること！

コミュニケーションの捉え方5～学び続ける

コミュニケーションとは、自分の言葉・思いを投げかけ、相手の言葉・思いを受け取る「キャッチボール」です。しかし、それだけでは意思疎通を深く図れるものではありません。聞き方、伝え方、理解の仕方に気を配り、学び続けることが大切です。

①態度で示す

話の腰を折らず、相手の話を最後まで聞くことは、円滑にコミュニケーションを進める上での礼儀と考えます。中でも、「**ちゃんと聴いているよ**」**と、態度で示すことが大切**です。聴く姿勢を見せることは、相手に安心感を与え、意思疎通が図りやすくなります。

相手が、聞いていないような様子だと、思わず「聞いている?」と、問い正したくなります。また、相手を見ずに挨拶を交わすこともあります。声を掛け合えど、挨拶とは言えません。

態度で示すこと、表現することが大事です。地味な行為でも、相手に強く印象づけます。

②例えを用いて話を整理する

相手の話の要旨を「つまり、〇〇みたいな?」と、例えを用い、一まとめに整理しながら聞くことで、わかりやすくなることがあります。ことわざや四字熟語を例に出してみることも効果的です。とりとめのない話を、整理ながら聞くことは、互いが自分の考えを確認することにもつながり、理路整然としてきます。「こういうことかも?」と、思いついたらキャッチボールを始め、違うようであれば、「いや、そういうことではなく、」と、意図したいことを、よりわかり易く話してくれるものです。こうすることで、「話しをよく聞き、意図を汲んでくれる人だな」、という印象を与えることにつながります。

また、相手のバックグラウンドになぞらえ伝えることで、理解してもらえることがあります。例えば、野球経験のある人ですと、何か迷っている時に「野球だって3割打てたら上出来ですよね?」、「バッターボックスでは何を考えてるものなの?」、「ノーアウト満塁、逆転の絶好のチャンスだね」と、例えることで、しっくりと感じてもらえると思います。

各々の世界観へ置き換えることで、相手の捉え方に寄り添うことができます。

③公平な判断をする

又聞きの話や、あまり好ましくない情報が伝わって来ることがあります。しかし、真に受けてすぐに対応するのではなく、「〜〜と聞いたのだけど」「実際はどうなの?」と、まず聞いて、自分で確認してから進めることが大切です。当事者が複数いれば、其々理由があり、公平に判断することが重要です。

④ウワサ話はスルーする

ウワサ話ほど、あてにならないものはありません。本人に確かめた話でもなく、ほとんどが違った解釈や勝手な想像です。大切なことは、ウワサ話を聞いた時の対処の仕方です。「へ〜そうなんだぁ」と、受け止めながらスルーするのが賢明です。私の場合、良い悪いではなく、「そうなる背景があったのだろうな」、「何か理由があるのだろう」と、想像しながらスルーしています。

⑤口グセをキャッチする

話をよく聞いていると、相手の特徴的な喋り方や、繰り返し使う言葉が気になりだしたりします。なぜ、この言葉を使うのだろうか？口グセなのか？と。しかし、そこから相手の背景や、思考パターンを推察することができます。何かにつけ、「難しいですね～」と、言う人がいます。この場合、真剣に課題解決策を見出そうとはしてないことが読み取れます。また、「絶対に○○するなよ」と、『絶対』を強調する人がいます。この場合、どことなく強迫されているようにも感じます。この場合、逆に「難しい？」「絶対に？」と、返してみると、「難しいわけではないのですが」「おそらく」と、面白い反応が返ってきたりします。

芥川賞作家・村田沙耶香氏の、著書「コンビニ人間」の中に、「特に喋り方に関しては身近な人のものが伝染していて、今はＩさんとＳさんをミックスさせたものが私の喋り方になっている。大抵の人はそうではないかと、私は思っている。」という一節がありました。

つまり、その人の周囲の環境や、身近な人が影響を与え、喋り方・口グセになっているということです。

⑥状況に寄り添う

リハビリテーションの現場では、常にモチベーション、やる気、意欲の有無に直面します。一般的に、疾患や老化により、意欲がわきづらい背景があると、いかにコミュニケーションスキルを多用しても、すぐにやる気につながるものではありません。

私は、訪問リハビリの時に「この手法はいいかも！」と思ったことがありました。少し会話や関係が停滞気味になった時のことなのですが、

「今、どんな気持ちなのですか?」「今、どんなこと考えていらっしゃいますか?」「今、どんなことを感じていらっしゃいますか?」と、『今の気持ち』へダイレクトに質問してみました。すると、率直に話をしていただけ、「なるほど。」「そう思われるのも無理はないと思いますよ。」と、ありのままの状況を受け止め&共感(承認)の姿勢を示してみました。すると、こう着状態がほぐれ、相手の気持ちに寄り添うことができました。

無理にモチベーションを上げようとしたり、否定したり、説得しようとせず、今どのように感じているのかを意識してもらい、それを受け止めてあげることです。

⑦本心を汲み取る

「傾聴すればいいのですよね」と、軽いノリで傾聴風にしてみても、初めは良いかもしれません。しかし、真の感情や行動を伴わず表面的なやり取りに終わります。

例えば、面接や面談の場でよくあるのが、「分かりました。頑張ってやります。」、「勉強になりました。」と、好印象を与えようと、思っていなくても受け応えをすることがあります。

この場合、言葉以外の情報から判断したり、あるいは直感で判断し本心を探るのです。

マスターコーチの谷口貴彦氏は、聞く深さについて、

第1段階「言っていることを聞く、鵜呑みにする」

←第2段階「何を言おうとしてるのかを聞きとる」

←第3段階「本人がまだ言っていないことを察知して、聞き取る」

←第4段階「本人もまだ気付いていないことを聞き取る」と、話しされています。

徐々に深層へアプローチしていきます。

言葉や様子から本心を汲み取れること、関係性の深みを感じます。

くじらコラム３～苦手が好きに変わる時

「苦手」意識を持っていた人の「本質」や「意外な側面」を知った時や、優しくされた時、あるいは相手が良い印象をもってくれていると知った時等、これまでのイメージが「あれ、そんなに悪くないのかも」に変わることがあります。これまでの認識が変わり、苦手が好きになる瞬間です。自分が「苦手」「嫌い」と思っていることは、仕草や雰囲気から相手に伝わるものです。反対に、自分も同じように思われている可能性もあります。こうした時、自分がオープンスタンスになれば、相手の緊張が緩むかもしれません。「苦手意識」は、絶対的なものと捉えず、柔軟性をもって向き合うことです。

コミュニケーションの捉え方５
学び続ける！

① 態度で示す

② 例えを用いて話を整理する

③ 公平な判断をする

④ ウワサ話はスルーする

⑤ 口グセをキャッチする

⑥ 状況に寄り添う

⑦ 本心を汲み取る

オープンスタンス！

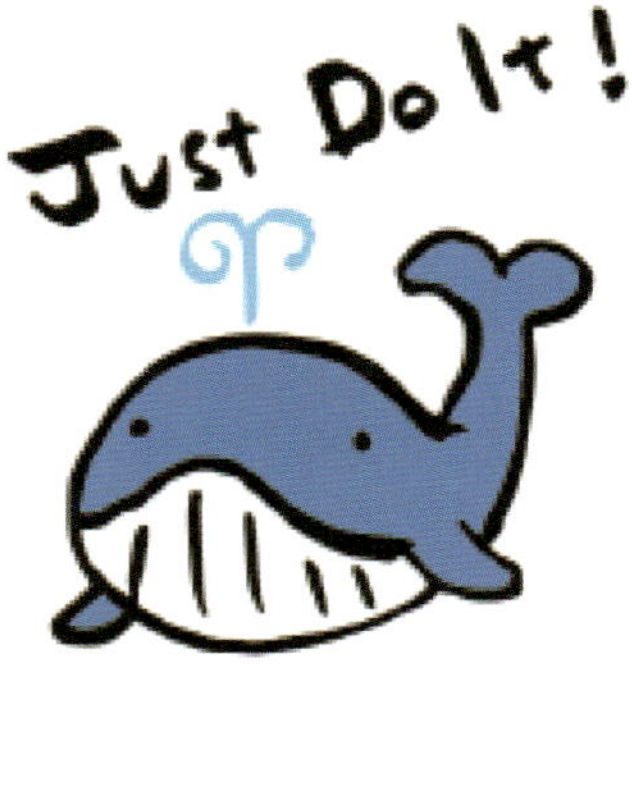

Step3

コミュニケーションの実践

コミュニケーションの実践1～自信を持つ

あなたの思いは、相手に伝わっている自信がありますか?「わかっていただけている」と、思っているはあなただけかもしれません。

①はっきりとリクエストする

自分の世界観で見ていると、考えていることがテレパシーのように伝わり、相手もそう思っているはずだと、錯覚することがあります。しかし、自分の思いは伝わっていないことの方が多いです。

コーチングが拡がるにつれ、『質問し、ほめておけば相手が気づく』という間違ったスキルが伝わり、誤解を生じていたりします。また、世代が違う相手に、「こうして欲しい」と、思いを伝えることは、更に難しいことです。錯覚や誤解を生まないようにするためには、

「～して欲しい」と、単刀直入にリクエストする方が伝わりやすいと考えます。言いづらい内容、厳しい指摘もあるかもしれませんが、双方の思いのギャップを埋め、良好な関係づくりにつながります。

②アピールをする

あなたという人間は、相手に正しく伝わっているのでしょうか？　よく、あの人は私のことなど全然見ていない、私の仕事を評価してくれない、のようなことを聞いたりします。しかし、本当でしょうか？　わかってくれない上司や周りが悪い？　それは、違うように思います。皆忙しくて、あなたのことだけを気にする訳にはいきません。

相手に正しく理解してもらうには、自分の状態を分かりやすく見せること、『アピール』が必要です。例えば、

メールや文書で経過報告を密にしたり、職場ですれ違った時に、挨拶と合わせて、近況や情報を伝えることも有益です。

それにより、あなたという人間像が伝わっていきます。「私のやっていることをきちんと見てよ」と、いうだけでは努力不足です。自分を見せる工夫が大切です。

③思いを調整する

取り組んでいることが、意外な反応や、別な解釈で捉えられ、「いやいや、そうではなく・・」とか、「それはあなたの理解不足では？」と、言いたくなることがあります。しかし、相手

がそのように感じたことは確かです。

一人ひとり、受け取り方は様々で意図とは違う感想を持たれることも当然あります。むしろ、スムーズに意図が伝わることの方が少ないかもしれません。

双方の行き違いを少なくするためには、伝える側が相手のコミュニケーションタイプに合うように話をすることが大切です。例えば、言葉の数、説明の量、図表等、工夫をすることで伝わりやすくなります。

思いと違って伝わっているのであれば、「なるほど、そう取られたのか・・」と、謙虚に受け止め、あらためて調整することが肝要です。

④間を大切にする

よく講演やセッションで「鯨岡さんは、随分間を空けて話されますね」と、言われることがあります。確かに、意識的に間を空けながら、自分のリズムでゆったりと進めることが多いです。

どうして私がこのスタイルになったのか?というと、最も適切な言葉をじっくり選んで話したいと考えたのが最初です。たまに、何を話すのか忘れてしまい、間が空くこともありますが。

野球でもピッチャーが、マウンド上で投球の間を取りますが、自分の心を整えつつ、相手のバッターに考える時間を与えることで、配球が単調にならないよう惑わせたりします。

間が少し空くことで、次にどんな言葉が来るのだろうかと集中して聞くようになります。飽きさせないリズムを作ります。

⑤効果的なアドバイスをする

以前、ある方にアドバイスをお願いした時、「**私だったらこうする**」と、自分の意見を織り交ぜながら応えてくださり、しっくり感じたことがあります。なんでもない様ですが、とてもわかり易く、「こうやったら?」と押しつけない、効果的なスキルでした。あくまで参考意見で、「自分だったらこうやるよ」ということです。

また、自分が信頼している人からアドバイスをもらうと、「そっかー、この人もこうするのか…」と、別の角度から見るきっかけになり、「じゃあ、私もやってみようか」と、自分事として、行動を起こすことへつながります。

「私だったらこうする」は、面談やコーチングの場でも使われ、暗に「あなたもこうした方が絶対良い」という効果的なアドバイスとなります。

⑥有利に進める

提案や相談をする時、採用され、うまくいくかどうかを相手任せにすることはありませんか?これは、受け身な状態になります。実現していく人は、思いが有利に進められるよう、「主体的に」臨みます。

下準備、交渉方法の工夫、根回し、…あらゆる視点からお互いに有益な状態へ進めます。その上で、自分が主体的に取り組めるよう進めていくことが大切です。

しかし、要望するのは失礼、おこがましいと考えてしまう人もいるようです。思い過ごしかもしれないので、時には、「ダメ元で言ってみる」ことも必要です。

⑦思い切って言ってみる

「こんなこと言ったら笑われる」「怒られるに違いない」と思い、何も言わなかった経験はありませんか?しかし、「とりあえず言ってみる」というのも交渉術のひとつで、提案が意外にすんなりと採用されることがあります。言い回し、タイミング、前置きを考えながら進めてみることです。多くの人が、「どうせ言っても無理だから」、「決まりにそう書いてあるので」、「前例がないから」、「そこまでしなくても」、「それは失礼なのでは？」と、諦めます。思っていることを言わないのは、勿体ないことです。ダメ元で言ってみることでチャンスは広がります。

もちろん、嘘をついたり、『わがまま』をぶつけることではありません。礼儀正しくすることです。その上で、相手にはリスクがなく、むしろラッキーと感じられ、自分にもメリットがあること提案し、仮に「いや、それは難しいですね」と、断られたとしても、「ですよね〜」と、感情的にならず引けば良いのです。

上司や組織へ提案した時によく、「言ってみたんですが、全然ダメでした」と、聞いたりしますが、あなたの伝え方が悪かったのかもしれません。

悪意を感じさせない気軽なノリでお得をゲットしましょう。

⑧スケジュールを管理する

仕事を依頼したが、なかなか完了提出されてこないことがあります。『良い仕事』を進める上で、進捗状況の管理は重要です。

遅れ気味の場合、「いつ頃になりそうでしょうか？」「今週末までに頂けますと幸いです。」

「来週には何とかなりそう?」「どの辺までできてる?」と、やんわり催促してみます。相手は「早くしないと」と、ギアチェンジします。それでも進まないようであれば、「何か理由があるのかな?」「もう取引先に間に合わないから、〇日までに仕上げてもらえるかな?」と、促します。しかし、スケジュールの限界まで待ってもダメのようであれば、「出してください」と、はっきりリクエストすることです。

脳科学的にも締め切りは、スピードアップを意識させるようです。

⑨背中を押す

コーチングを通じ、多くの人が自信がなく、行いに確信を持てていないことに気づきました。相談者が、どのようにすればもう一歩、踏み込んでくれるのでしょうか?

そこで、「あなたらしくない!」、「ここがあなたのいい所!」、「これでは、せっかくの強みが台無しになってしまう。勿体ない!」と、力の湧く言葉を投げかけてあげてください。

自信のない時、誰もが背中を押してもらいたいと思っています。

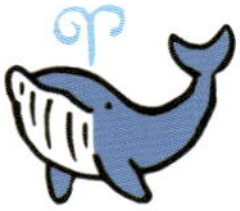

くじらコラム４～ダメ元で言うだけ言ってみる交渉術

　たまに、食堂や居酒屋でメニューにはないアレンジをお願いしたり、出来るか聞いたりしています。メニューにある料理からなので、お店側に何らリスクはないはずです。もちろん、アレンジにかかる費用は支払います。すると、すんなりＯＫして頂けることが多いです。

　このように私は、実生活、仕事上でも「ダメ元で言うだけ言ってみる交渉術」を行っています。これまで、多くの「お得」をゲットし、有利にものごとを進めてきました。

コミュニケーションの実践１
自信を持つ！

① はっきりとリクエストする

② アピールする

③ 思いを調整する

④ 間を大切にする

⑤ 効果的なアドバイスをする

⑥ 有利に進める

⑦ 思い切って言ってみる

⑧ スケジュールを管理する

⑨ 背中を押す

コミュニケーションの実践2～伝える力

①感謝の言葉

業務書類を作成してもらったり、サポートしてもらった時は、すかさず「**ありがとう**」と、感謝の言葉を添えることで、印象はガラリと変わります。これは、メールの文面や、電話の応対でも同様です。要件を伺った後、「ありがとうございます」と伝えることで、嫌な気持ちになる人はいません。

例えば、患者さんがリハビリを最後まで行われた時や、処置に耐えられた時も同じ様に、「ありがとうございます。」と、声をかけると、あまり言われるタイミングではないので、驚き恐縮され、かえって感謝されたりします。

感謝の言葉は、相手も自分もモチベートする魔法の言葉なのです。

②お願いの仕方

チームメンバーや他部署の方などに仕事のお願いをすることがあります。部下に新しい業務にトライして欲しいケースや、自分だけでするより誰かにお願いする方が効果的なケースがあります。この場合、頼み方によって、相手の対応は変わってきます。

どのような文脈、言葉使いでお願いするのかは、いわばコミュニケーションスキルの真骨頂といえます。

相手に「喜んで引き受けてもらえるかどうか」で、人や場のモチベーションは変わってきます。最初のアプローチは、「○○さん」と、名前から呼ぶのか、あるいは「ちょっといいですか？」と、前置きをしてから始めるのか、「折り入って頼みがあるんだけど」と、特別感を持たせるのかなど、いろいろ考えられます。

「お願い力」のコミュニケーションスキルが求められます。

③前置きマジック

私は、提案をあまり断られたことがありません。もちろん内容にもよりますが、行う前に、必ず「前置き」を入れているからだと思っています。クッション言葉とも言いますが、

例えば、「言える範囲で構わないのですが…」「前もちょっと言ったかもしれませんが」

「お忙しい中とは存じますが」「ちょっと聞いてもいいですか?」「基本的なことでお恥ずかしいんですが」「例えばなんですけど」「そもそもなんですが」のように、相手が考えそうなことを先回りをするようなイメージです。相手は否定しづらくなり、また、間合いや温度差を測ることにもつながります。

④否定形の人への声かけ

いつも会話を否定形で返してくる人がいます。それは、単に話し方のクセなのかもしれません。この場合、あえてこちらも否定形で投げかけてみることが有効です。

例えば、「○○さんはきっとこれ難しいですよね?」「○○さんはあんまりこれ好きじゃなかったですよね?」「今、お忙しいですよね?」のように否定の疑問文です。すると、「いや、そんなことないよ」と、相手は否定し、結果的にこちらの意図通りになったりします。

否定形タイプの人に、否定形で返すことは、コミュニケーションをスムーズにする裏ワザです。

⑤信頼感につながる言い回し

一対一、一対多数の会話であっても、文章表現であっても、「実は…」と、本音を切り出すことで一気に信頼感へつながったりします。

「ここだけの話しなんですが‥」、「○○さんだから言うんだけど」こういった言葉は、相手の興味を引きます。また、

あなたは特別という印象を与え、話に特別感を持たす効果があります。

⑥ほめることを難しく捉えない

最近、ほめることの効果が話題になります。しかし、ほめることは難しいと捉えている人も多いようです。慣れてないこともありますが、ほめるところがない、ほめるのが恥ずかしいと、思ってしまうようです。自分自身がほめ言葉に慣れておらず、どう伝えたらいいかわからない、ということもあります。

ほめることを難しく捉えず、見えたままの客観的事実、どう感じたのか主観的事実を、ありのままにフィードバックすることです。

「私の目には、こう見えている」、「こんなふうに映っていますよ」、「私はこんなふうに感じていますよ」のように、率直に気づきを伝えてあげることです。

⑦応援する言葉

普段、応援する言葉を使われているでしょうか？　例えば、「十分頑張っておられますよ」、「必ず元気になりますよ」、「きっと良くなりますから」、「いい感じです」、「ぜひ、この調子でいきましょう」、「大したものですよ」、「大丈夫です！」、「それで済んで良かったですよ」、「今週も元気に過ごしていきましょう」、「応援していますからね」などの声かけです。あまり使われていないかもしれません。しかし、患者さんは、このような言葉を待っておられます。そして、『安心』と『頑張ろう』につながるのです。

肯定的で前向きな声かけは、相手を勇気づけます。しかし、できる人はあまりいません。だからからこそする価値があります。

⑧希望を感じさせる

患者さん、利用者さんだけでなく、私たちも「先が見えない」時は、モチベーションが下がります。文字通り、『お先真っ暗』という状態です。

こんな時、見立てをつけているコーチ、専門職が、これからどうなっていきそうか、どこまでは確実にいきそうなのか、より良い未来を示してあげることで、相手の大きな安心につながります。

もちろん専門職として、いい加減なことを言ったり、「絶対」と、言い切ることはできません。しかし、暗示をかけるように、「大丈夫ですよ」と、話しながら進めることは、ケースバイケースで必要です。必ず良くなると、確信のある場合は、なおのことです。

どうなりそうかを示し、安心してもらいながら進めることが大切です。

⑨SNSでコメント力をつける

専門的な面談や、、医師、研究者や目上の方とのミーティング時に、自分の知識が不足しており、「こちらから話すことなどない」と、思うことがあったりします。私も、専門的な内容では対応できないことがありました。が、そこで自分らしさを出すために、「**ひと**

言コメントする」ということを、行ってみました。

この感覚を身につけるには、ＳＮＳが有効に使えます。人の投稿に対して書き込みをすることで、『ひと言コメント』の感覚がつかめます。ただ、「とてもいい取り組みをされてますね！」、「応援してます！」などのような、ありきたりのコメントではあまり意味がありません。

相手や、読んでいる人が、思わずクスッと笑うようなユーモアや、ひねりを加える書き込みで、効果的な『ひと言コメント』が書き込みできるようになります。

ＳＮＳを有効に使うことで、実際の場面で、『自分らしい一言』をかけれるようになります。

コミュニケーションの実践２
伝える力！

① 感謝の言葉

② お願いの仕方

③ 前置きマジック

④ 否定形の人への声かけ

⑤ 信頼感につながる言い回し

⑥ ほめることを難しく捉えない

⑦ 応援する言葉

⑧ 希望を感じさせる

⑨ SNSでコメント力をつける

コミュニケーションの実践3～調整力

①場のデザイン

『リハビリ開始時すぐに、利用者と信頼関係が構築でき、意欲的に取り組まれ、喜ばれる。その後、自発的な行動へつながり、利用回数が増え、口コミが広がる・・。』

この成功パターンは、「言葉」と、「関わり方」の影響が大きいのではないかと考えます。もちろん、そのことが直接的に身体を治したり、機能を上げたりするわけではないのですが、外せない要因であることには違いありません。特に、地域リハの現場でそれを感じます。身体と精神は、車の両輪のようであり、双方にアプローチをする必要があります。

私の場合、様々なスキルを複合させ応用しています。「笑顔」でアクセントをつけながら、①ほめる(承認する)こと、②肯定的な言葉かけ、③目標を意識させることを織り交ぜて行います。

限られた時間を、傾聴、会話だけに終わらせず、その場をどのようにデザインしていくのかを考えます。行き当たりばったりではなく、枠組みや流れを考えながら調整を進めます。

② 人間関係は○○心から始まる

接遇に関する職場研修会に参加したことがあります。その時、穴埋め問題が出され、「人間関係は○○心から始まるでした。さて、○○に何が入ると思いますか?」と、ありました。親切心? 安心?

講習会での正解は、「警戒心」でした。「えーっ、警戒心から始まるの?」と、率直に思いました。職場の若手は、「好奇心!」と、勢い良く答えましたが、不正解でした。私も、「好奇心」から始まると考えました。

「好奇心」の方が、好意的な態度で接してもらえそうで、「もっと知りたい! もっと話してみたい!」と、なるような気がします。警戒しながら話しかけることで、果たして仲良くなる方向へ向かうのか疑問です。

初対面の人と、どのようにして深い信頼関係を築くのか、自分が研修会や懇親会で、隣の人と打ち解ける時や、新しい患者さんや利用者さんと、

関係づくりをどのようにしているのか振り返ると、「警戒心」からなのか「好奇心」からなのか、思考パターンが見えてきます。

③施設の印象を決めるもの

業務、プライベートで医療機関に行くと、施設・場ごとにそれぞれの雰囲気があることを感じます。とりわけ、受付の対応、雰囲気は様々ですが、「ここは感じが良いな」と、思う所は、あまりありありません。

受付は施設・場の顔です。冷たく、素っ気ない対応の病院だと、いくら医師が良い対応をしたとしても、医療機関の印象は、感じの悪いものになります。

受付スタッフ、看護師、支援相談員、ケアマネージャー他、職員全員が共通認識をもって、仕事をすることが大切です。

「□□施設の○○さんでしょ? いつも感じ○○ですね」と、外部からは同じような印象を持たれるものです。

良いも悪いも、施設の印象を決めているのは「人」です。

④わかりやすい言語を使う

仕事上で、当たり前に使っている言葉は、職域以外の人には伝わりづらく、職種によっても、専門用語や略した言葉の使い方が違います。

当然のことなのですが、利用者や一般の人との会話で使っても伝わらず、医療関係者同士でも、何のことなのかわからないこともあります。また、多職種の会議でも、聞く側が文脈から推察するしかない時もあります。

例えば、

＊タンカイ→「担当者会議」

＊チクセン→「地域包括支援センター」

＊インセン→「陰部洗浄」

＊ステート→「聴診器」

＊ギシ→「技師，義肢，義歯」

＊トフ→「塗布」

こうした表現を、利用者や一般の方が聞いても「？」と、なるのではないかと思います。

利用者やご家族への説明は、わかりやすく噛み砕いた言葉を使うことが大切です。

⑤『ひと言』を添える

訪問リハの利用者さんから「この前、主治医の先生が血圧は大丈夫ですよ。と言ってくれ、ホッとした～」と、聞きました。私としては、「えっ、そんなことで？」と、思ったのですが、利用者さんは、少しの言葉でも喜ばれ、安心感を持たれるものだと、あらためて感じました。

『ひと言』を添えることで、人間関係は大きく変わってきます。また、含みのない、何気ないひと言に重みを感じられます。

⑥視点の調整

人間関係は、自分と相手のどちらに意識を合わせるのか？。つまり、自分の視点と、相手の視点との調整です。「相手の身になって考えなさい」「相手の立場だったら」と、言われますが、そう簡単にはいきません。自分の視点では、概ね自分が正しいと考えます。しかし、相手もそのように考えるので、そのままでは、意見交換をしてもぶつかります。

また、これから行うことが「自分のため」なのか、「相手のため」なのでしょうか。相手のためと言いながら、自分本位になっていることも多々あり、そこに気づき認めることは容易ではありません。

常に相手の視点を意識しておくことが大切です。

⑦傾聴モードへの切り替え

医療福祉領域において、『傾聴力』は重要なスキルです。しかし、現場では、相手が話していても自分の意見を割り込ませようとする態度がよく見られます。どうして、聴くことができないのでしょうか?

おそらく、「**私たちの専門性**」が、聴くことを阻む要因だと考えます。専門性を発揮しようと思うほど、「言う」、「話す」、「アドバイスする」、「指導する」、「説明する」ことのように、自分が答えることにフォーカスしてしまいがちになります。常に、「何かを話そう」、「気の利いたことを言わないと」、「問題を解決してあげないと」といった意識が、占めてしまいます。相手に求められている場合は別ですが、一般的には信頼関係は深まりにくい状況となります。

より深く理解するために、「この場では話さない!」と、決めて対応することも有効です。自分の意識、考えを控え、『相手の思い』に寄り添う機会をつくります。すると、相手の思いや本音がわかり、接し方の修正ができます。しかし、どんな時も傾聴に徹すれば良いというものでもありません。

ここその時に、傾聴モードへ切り替え、関わり方の調整をすることが必要です。

⑧話過ぎない

相談をした時、自分の話を親身に聞いてくれ、話したいことが伝わると、安心感を抱き、気持ちが良いものです。

相談を受ける側も、頼られ、アドバイスを求められたりすると、反対のスタンスで気持ちが良いもので、自尊心がくすぐられ、自己の存在に満足します。

しかし、リハビリの時、、マネジメントの時、実習生指導時に頼られ、「あーしろ、こーしろ」と、言い過ぎになっていないでしょうか。殆どの場合、逆効果となります。相手のために何とか答えや私見を提供したいと思い、どうしても「自分が話す」モードになりがちです。

「話したい」「教えたい」という欲求をグッとこらえ、相手の話を「聴く」割合を高める調整が大切です。

⑨関わり方の工夫

行動の原動力を考えた時、多くの場合、心の底にあるのは、「認められたい」という欲求ではないかと思います。人はこの欲求があるから存在できる、と言っても言い過ぎではありません。

この内発的に生まれる動機づけ、いわば心のモチベーションは、金額換算することが出来ない大きなパワーを秘めています。

作家のダニエル・ピンク氏は、「交換条件つきの報酬について、これをしたら、あれをあげようは、自律性を失わせる」、「報酬を期待した時に脳の側坐核が活性化し、ドーパミンが分泌された」、「条件つきの報酬が逆効果を示す場合には、『思いがけない』報酬を与えればよい」、「創造性を最大限に発揮したのは、報酬をボーナスのようなもので受け取った被験者だった」などのように、著書で述べられています。

行動の原動力は、従来の『アメとムチ』的な考えだけなく、、内面から生まれる動機づけの捉え方も存在する、多様性の時代になってきました。人間関係において関わりの工夫が大切です。

⑩心のスイッチに触れる

「心が動けば、体が動く」、「説得では動かない。納得で動く」などと、表現されたりしますが、行動の背景には必ず『感情』があります。

仕事の上で「〜して下さい」と、行動の指示やアドバイスを行ってみても、心からはなかなか動きません。自らが喜んで動くよう、感情にダイレクトに働きかける必要があります。

そのためには、相手の心のスイッチが、思わず入るような「メリット」、「目的」、「理由」などの、意味づけをしてみることです。例えば、「これをすると、歩く時の足の運びが楽になりますから、膝の屈伸運動をしましょうね」、「このレポートまとめてみない？　すごく勉強になるはずだし、適任は君しかいないんだ」、「立った時のバランスが良くなって、ふらつかなくなる、練習しますね！」、「データのバックアップとっておいてね。せっかくの蓄積が無駄になったら勿体ないでしょ？」と、このような感じで、受ける印象が変わります。

タイミングの良い、ツボを得た意味づけは、相手の心のスイッチを入れ、主体的な行動へつながります。

しかし、チームのメンバーや患者さんに、自分の考えをついつい押しつけてしまうことがあります。

「文句を言わずにやってほしい」、「相手に意欲的に取り組んでほしい」、「納得づくで取り組んでほしい」、「その行動を定着させてほしい」と、思うことがありませんか？

また、良い取り組みを始めようとしているのに、メンバーから後ろ向きな態度を取られたり、何か思ったような反応ではなかったことはありませんか？しかし、それは相手が悪いのではなく、『あなたの説明不足』が原因です。

そこで、「何故しようとしているのか?」、「これにより、どんないいことがあるのか?」、「何故やらなければいけないのか?」。始める前や、途中で目的や意図、メリットを繰り返し伝えるのと効果的です。意味や意図がよくわからないのに、突然「これをやれ」、「変更を」と、言われても「今までのままで良くない?」と、なるのは当然のことです。意欲がなくなります。人が行動することには、必ず意味が必要です。

つまり、意味やメリットを付け加え、「この方が上手くいきますから!」と、(あまり根拠がなかったとしても)太鼓判を押し、暗示をかけてあげることも必要です。職域のメンバーや同僚、患者さんに、方針を伝える際には、

どういう目的で、どういう意図で、これをするとどんな良いことがあるのか?を伝え、「絶対大丈夫!」と、背中を押してみてください。相手の反応が変わります。

⑪コミュニケーションに対する誤解

コミュニケーションに対して誤解をされている方ほ、少なくありません。例えば、「相手(患者さんや初対面の方)となかなか話が続かないんですが、どうしたらいいでしょうか?」と、質問を受けることがあります。先輩から実習生や新人が、高齢者の方と「コミュニケーショ

ンを取っていて」と言われ、話が続かず困る場面などです。
これに対し私は、「別に続かなくてもいいんじゃないの？」「どうして続かなくちゃダメなの？」

と、答えます。拍子抜けでしょうか？。無理に話を続かせようとすることが、つなぐことだけの目的だとしたら、会話をする意味はありません。もし、これがコミュニケーションと捉えるとしたら、普段の私は、『かなり物静か』だと思います。余計なことは話さず、口下手かもしれません。

大切なことは、相手に関心を持ち、もっと知りたいという気持ちです。また、場・空間を共有し、楽しんでいただきたいと思うスタンスです。

⑫男女の捉え方の違い

コーチングや面談を進めるにあたり、男性と女性で捉え方を別にし、ニーズやタイプを掴むことも有効です。一般的には、男性は目標を持ちながら生きるタイプが多く、「成功」や「獲得」に対して欲求があります。女性は安定タイプが多く、人とのつながりや価値観の共有を大切にされる方を見受けます。また、いつまでも魅力的であることへの欲求もあります。もちろん、女性の中でも男性的な感覚をお持ちの方もいらっしゃいますので、性格を見極めながらサポートすることが重要です。
男性は理路整然と進め、女性はやり取りの中で共感しながら雰囲気を共有する傾向があります。つまり、おしゃべり、雑談にも意味があるものです。

会議や面談の時、新しいことを始める時、仕事をお願いする時、男女の捉え方の違いを頭に置いておくと、進め方がスムースになります

⑬「困難ケース」が「お得意様」に！

ケアマネージャーさんから、「この方は本当に頑固ですからね」「厄介だと思いますけど」と、伝えられながら新規の方を紹介していただきました。私も、「会ってみないとわからないから」と、受け持つことにしました。しかし、実際に接してみると、この方は、とても素直で意欲的でした。「困難ケース」が「お得意様」に変わった瞬間です。
私は、先入観なく、真摯に向き合い、スタートしただけなのです。お互いの波長、『ウマ』が合ったのです。最初に良い印象で捉えられ、信頼関係ができれば、私から話すことが少なくても、自然に相手から話されます。

**つまり、「どう関わるか」ということが重要で、情報に惑わされず、自分のスタンスで相手に接することが大切です。

くじらコラム5～コミュニケーション≠接遇ミュニケーション≠接遇

医療福祉施設では、よく接遇研修を企画実施しますが、私たちの常識は、一般常識いとずれているありります。ビジネスマナーの習得は、仕事上の共通ルールづくりに必要なことです。

しかし、「仏を彫って魂入れず」ではないのですが、おじぎ一つ、声かけ一つとってみても、「思い」や「心」が込もっていなければ、相手は「マニュアル通りだな」と、受け取ります。つまり、振る舞いとしての共通ルールはできても、専門職としての意味や、精神を同時に教育していかなければ、接遇の徹底は難しいと感じます。しかも、現場ではマニュアルにない想定外のことが多く、速やかに、かつ臨機応変に対応しなければいけません。

よく医療介護職は、サービス業だと言われますが、ホスピタリティを持って対応していているとは思えない場面に出くわすこともしばしばあります。これは、専門職の接遇と、一般的な接遇の認識の違いや、相手との関係性に対する意識が働いているからだと考えます。

コミュニケーションの実践３
調整力！

①場のデザイン

②人間関係は○○心から始まる

③施設の印象を決めているもの

④わかりやすい言葉を使う

⑤『ひと言』を添える

⑥視点の調整

⑦傾聴モードへの切り替え

⑧話過ぎない

⑨関わり方の工夫

⑩心のスイッチに触れる

⑪コミュニケーションに対する誤解

⑫男女の捉え方の違い

⑬「困難ケース」が「お得意様」に！

コミュニケーションの実践4〜バランス

①効果的なスキンシップ

患者さんとの会話中に、自然な形で手を握ったり、腕などに触れることは、信頼関係を築く上で、とても効果的です。

階段昇降時に、そっと腰に手を添えたり、「私、手が冷たいのよね〜」と、話しかけられたら、「どれどれ」と握ってあげたり、「ちょっとちょっと〜」と、突っ込むようにポン！と触れることで、温かさが伝わります。

握手、ハイタッチなどのスキンシップは、相手に喜ばれ、一気に距離が縮まる魔法のツールです。

②説明のしすぎが不安を煽《あお》る

医療機関では、インフォームドコンセントが徹底され、治療法などについて、医師から十分な説明を受けた上で、患者さんは正しく理解し納得して、同意するようになってきました。医師は平易な言葉で患者の理解を確かめながら説明し、患者さんは納得できる治療法を選択し，同意します。医師が治療法を決めるのではなく、かといって患者さんにすべてを決めてもらうのではなく、ともに考える医療です。医師の説明を理解し納得して、治療法に同意できる場合，同意書を出してもらうことになります。医療ミスを防ぐ意味も含め、医師も親身に説明してくださる方が増えたと感じます。

以前私は、ＣＴで造影剤検査を受けた時に、医師、看護師、放射線技師さんから、代わる代わる丁寧に説明を受けたことがあります。図３のように示されており、口頭でも説明を受けます。しかし、詳しすぎて副作用が逆に怖くなりました。「ええっ、確率は低いが、こんなことが起こるかもしれないってこと?」と、かなり緊張しました。

注入後、説明どおり一気に体が熱くなりましたが、スタッフは症状に落ち着いて対応されていました。この時、詳細な説明が、ケースによっては患者さんの不安を煽《あお》りかねないと感じました。

介護・リハビリ領域では、状況を見計らいながら、少し緩やかに説明することができます。不安にさせることなく、患者さんの立場に立った説明をすることが大切です。

造影剤は安全な薬剤ですが、まれに副作用が起こることがあります。

1．軽い副作用

吐き気、動悸、頭痛、かゆみ、くしゃみ、発疹などです。検査の１～２日後に発疹が現れることもあります。これらは治療を要さないか、１～２回の投薬や注射で回復するものです。このような副作用の起こる確率は、約１００人につき５人以下（５％以下）です。

２．重い副作用

呼吸困難、意識障害、血圧低下、腎不全などです。このような副作用は、入院の上、治療が必要なことがあり、場合によっては後遺症が残る可能性があります。このような副作用の起こる確率は、約６０００～９０００人につき１人(０．０１～０．０２％)です。また、病状・体質によって約１０～２０万人につき１人の割合（０．０００５～０．００１％）で、死亡例の報告もあります。

アレルギー体質、喘息の既往のある方は、これらの副作用の起こる確率が高くなります。また造影剤は腎臓から排出されるため、腎機能の悪い方ではさらに悪化させる可能性があります。これらの方には造影剤を使用できないことがあります。このように重篤な副作用が起こる確率は、非常にまれですが、決して１００％安全な検査ではないことをご承知下さい。

造影剤注射時

体が熱くなることがありますが、直接の刺激であり心配ありません。通常は数分で消えます。

勢いよく造影剤を注入するために、まれに血管外に造影剤がもれることがあり、腫れや痛みを伴うことがあります。基本的には、時間がたてば自然に吸収されますので心配ありません。もれた量が非常に多い場合には、別の処置が必要となることもあります。

帰宅後でも発疹や手足のむくみ等が現れたら病院まで、ご連絡・ご相談ください。

当院では、検査中、患者様の様子を観察しており、万一の副作用に対してもすばやく対応ができる体制を整えています。もし、違和感があれば、ためらわずにお申し出下さい。

造影検査後の注意

造影剤は、ほぼ全量２４時間中に尿として排出されますので、検査終了後は多くの水分を摂取して下さい。なお、心臓病・腎臓病などで水分制限を受けておられる方は主治医までご相談下さい。

その他わからないことや、気になることがあれば検査担当者にお申し出ください。

図３　造影剤検査時の説明（例）

③上から目線にならない

一般的に、関係性設定、役割設定により、関わり方や言葉遣いが変わってきます。日頃、あなたは患者さんや利用者さんとどのような関係性を設定していますか?、お客様?、対等?、上から目線?また役割は、治す人、安心させる人、応援する人、…どうする人なのでしょうか?

医療福祉関係も大きくは、サービス業に分類されるかもしれませんが、物販、飲食関係とはサービスの性質が違います。対象者は、何らかの疾患にかかっている人、悩まされている人、障害を持っている人などの、弱者の方が主です。

その背景から、無意識的に自分が上の立場になり、「治してやる」「処置してやる」「診てやる」ようになっていないでしょうか。看護師で、患者さんとの受け応えで「うん、うん」と、している方を見かけますが、上下の関係性を感じます。特に、若い看護師が親ほど離れている方や、高齢の方に「うん、うん」と受け応えする様子は、見ていられません。もちろん、「親しみの意味」を込めてなのでしょうが、自分基準の「親しみ」の線引きは非常に難しいものです。

「ええ」「はい」などの言葉は、誠意が伝わり易く、専門的な言葉と調和させながら話すことです。（但し、「はい」の多用は要注意）

④一歩進んだコミュニケーション

現在、コミュニケーションスキルに関する書籍は多く出版され、セミナーも頻繁に開催されており、手法をご存知の方も多くなりました。

しかし、実際のコミュニケーションで、スキルで何かしようとすると、相手に違和感を感じさせてとしまったりします。また、コーチング、心理学を学ばれた人に出会うと、受け応えが妙であったり、どこかわざとらしく感じることがたまにあります。「何か技をかけようとしているのでは?」と、思ってしまいます。

私は、究極のスキルは、『**自然体であること**』と、考えています。頭の中にはテクニックを意識しながらも、相手を思いやり、自然な形で関係づくりができると思っています。

「意識しないで、意識もする。」一歩進んだコミュニケーションです。

⑤対話の質と量

『話すこと』により、予想外の展開が生まれ、手応えや充実感を得れたりすることがあります。少しの時間でも実際にお会いし、言葉を交わすことで、理解度が増し、多くの気づきにつながります。

逆に、「きっとこうだろう…」と、憶測や思い込みで決めてしまうと、あまり良いことになりません。会って話をするだけで、誤解も晴れてしまうものです。

私の周りには、メールや電話で済むことを、わざわざ話に来られる方がいます。私自身も新幹線を利用し、ミーティング出かけることもあります。面と向かって話すことは、大切です。組織論、マネジメント、コーチングと、捉え方は様々ですが、

コミュニケーションの真髄は、『対話の質と量』と考えます。

⑥有効な受け止め言葉と表情、相づち

「受け止めの言葉」は、相手に安心感を与え、話をきちんと進めていけるように感じます。「おっしゃる通り」、「なるほど」、「ですよね」、「私もそう思うんです」、「間違いないですね」、「そうそう」、「やはりそう思われますか」、「そこですよね」など…。

相手の話をきっちり受け止め、認める言葉。これにより、相手の納得感が違ってきます。「あ〜、ちゃんと理解して聞いているな」と、感じてもらえます。

また、言葉だけでなく、語らずとも、雰囲気で伝えることができる、いわゆる非言語のコミュニケーションも有効です。とりわけ、表情(目，口)や、相づちは重要です。疎かにし

ていると、誤解を生むこととあります。

『目は口ほどにものを言う』と、言われるように、特に目の表情は大切です。例えば、話しのポイントで、目を見開くと、「ええ?」、「もっと聞かせて」という意思表示にもつながります。しかし、受け止め言葉でも、「なるほど」の多用は、聞いていると違和感があり、会話が弾まなくなることがあります。この場合、「なるほど、なるほど」に、「うん」、「うーん」、「うん?」と、リズムをつけることで会話は弾みます。

コミュニケーションは相手の言葉を正しくキャッチし、的確にボールを投げ返すキャッチボールです。

⑦印象の見立てと修正

『人の印象は○秒で決まる』と、言わたりします。いわゆる、『一瞬の見立て』ですが、直感が正しかったり、逆に見当違いだったりします。よく知らないで、「あの人は嫌い」と、決めつけてしまうことがあります。しかしながら私は、直感を大切にしています。

どんな人も、関わってみないとわかりません。思い違いがあったとしても、柔軟性を持ち、自分が貼ったレッテルを修正することが大切です。

⑧落ち着きがないことからの卒業

『落ち着き』は、人の雰囲気をつくります。相手を信頼し、関係を構築していく上での判断材料になります。

ケアマネージャーさんとの連絡でも、「信頼できるのか」「この人は大丈夫なのか?」と、感じることがあります。例えば、「電話の口調に落ち着きが無い」、「自分の言いたいことを一方的にまくしたてる」、「話をさえぎってくる」などの時です。話をしながら、忙しなく慌てているような人もいます。この場合、会話の仕方と間合いを工夫しても、なかなか上手くいきません。きっと利用者さんにもその雰囲気は、伝わっていると思います。

こうした口調や呼吸は、焦りや緊張の表れと考えられ、安心感にはつながりません。

慌てず、一度スローダウンして、呼吸を整えることが肝要です。

⑨軽いノリの「わかります」はＮＧ

話を聞きながら、「うんうん、その気持ち分かる～」と、軽いノリで受け応える人がいます。

このような時、私は、「一体どこまで本当に分かるのか?」、「そんな簡単にわかる訳ないじゃないか！」と、思ってしまいます。本人は相づちのつもりで深く考えずに、「うん、分かるよ」と、合わせているだけだと思います。相手と、同じような経験があり、その上での「分かるよ」であれば、理解できるのですが。

気持ちに寄り添い、「わかる気がする」「感じていることはわかるよ」などの表現が適していると思います。

⑩モチベートする言葉遣い

日頃、あなたの使う言葉は、周りにいい影響を与えていると思いますか？ため息や浮かぬ表情でパワーダウンさせていないでしょうか？

研修会で、「周りの人をモチベート（やる気を引き上げる）していますか？」と、聞いてみると、ほとんどの人は無反応になります。自分が主体的に行う場合、盛り上げるオプションが少ないことに気づきます。また、言い慣れていないこと、やり慣れていないことを実践することは難しいものです。動機づけにつながる言葉や行為は、通常の会話と意味が違います。

後押しする、明るく、力強く、気持ちをよくする言葉は尊いものです。

⑪名前をもっと呼ぼう

名前を呼びながら会話することは、その人の存在を認め、大切な存在であることの意思表示につながります。電話やメール、会議の場などで、名前を呼ぶことにより親しみが増します。

例えば、「～さんも話されてましたが」と、ピックアップすると効果的です。また、呼びかけは苗字がいいか、名前がいいのかも検討材料の一つです。職域では、「～先生」、「～科長」と、役職で呼ぶのがスムースなのか、グループでは、「～さん」、「～君」、「～ちゃん」と、関係性により変えることで効果が生まれます。

呼びかけ、問いかけする時など、名前を入れることで、あなたへの思い、届き方が変わります。

⑫本意を引き出す返し方

自分の発する言葉により、自分の可能性を限定したり、印象を悪くしたり、あるいは相手の心証を害し、モチベーションを下げたりすることがあります。言っている本人には、

悪気がないことが要注意です。例えば、

「まだ全然まとまってはいないんですが・・」（そこまでは求めてない）

「難しいとは思いますが…」（それを言ってどうするの？）

「自信はありませんが…」（自信のほどは聞いていません）

「私は人見知りなので…」（何度も言うのはいいのでは？）

「パソコンとか苦手なんで…」「スマホとか訳分かんなくて無理です〜」（どの程度？）

「リーダー向きじゃないんで…」（どんな基準でそう決まったの？）

「大したことしてるわけじゃないんですが…」（自分のことを卑下することないのでは？）

こうした言い回しに、根拠はありません。謙虚の意を込めた口癖なのでしょうが、意思や意欲が伝わらず、誤解されやすくなります。

聞く側は、『いつ誰が決めたのだろうか？』『それって、本当？』と、頭の中でイメージしながら受けます。言葉をそのまま返すことも有効です。


『どうして、そう思うの？』と、ストレートに聞くことで、相手は発言の本意が見え、考えがぶれていることに気づきやすくなります。

一体何がその言葉となって表現されているのか？そこを探ることで、次のアプローチが変わってきます。

⑬話の長い人の対処法

訪問リハビリの担当者会議に出席した時のことです。ケアマネージャーさんが進行役となり、利用者さんを交えての時間でした。いつも話が長くなりがちな人だったのですが、ケアマネージャーさんのに傾聴上手もあり、スイッチが入り話す話す…。予定時間を大幅に押してしまいました。

このように、「話が長くなりがち」と、事前にわかっている人への対処法として、重要な場面でファシリテーションの技術を使うことも有効です。質問の仕方、声のかけ方を、意図的にコントロールし、相手の話を整理しながら聞きくことがポイントです。

医師でＰＩＰＣ(Psychiatry In Primary Care)ファシリテーターの井出広幸氏は、患者の長い話を聞かないための技術として、①相槌「なるほど」↓②承認「それは大変でしたね」↓③質問(例)「ところで、寝つきはいかがですか?」の流れを提唱しています。質問の前には、必ず相槌と承認を入れるのです。

会話上では、質問をする側が主導権を握ります。私もリハビリなどの場面で、相手によっては、スイッチを入れないよう、あえて話題には触れない時もあります。、一般的な傾聴、質問の、次の段階と言っても良いかもしれません。ただ傾聴すればいいというものではなく、話をうまく打ち切り、次の展開へ進む『メリハリ』が大切です。

井出氏は、「話を聞く時間の長さと患者の満足度は実は比例しない。」、「今日はどうなさいましたか?とは聞いていけない。」と、話されています。

限られた臨床時間でも、信頼関係を築き、満足していただくことは十分に可能です。相手をしっかり理解し、展開をイメージしながら、着地点にエスコートしていくことが大切です。

⑭曖昧な物言いをしない

よく「今日中に仕上げてね」、「出来るだけ早くお願いね」と、言うことがあります。しかし、今日中って何時迄でしょうか?。出来るだけ早くの基準は?。どちらもよく使う言い回しですが、曖昧なものです。

言葉の定義づけは、人によって違います。同じ職場の上司と部下でも、それぞれが、都合よく解釈することがあります。こうしたことから、業務の行き違いや作業の遅延が発生するのです。

「○○時までにもらえる?」、「今週○○曜日までにもらえると助かる」と、

曖昧にしないで、日時や量、質をきちんと伝えることが肝要です。

⑮相手の表情からわかること

講演や勉強会で、受講者にムスッとした表情で、楽しそうでない人がいたりします。「何か嫌な感じだな」、「つまらないのかな」と、思ってしまい、緊張や焦りにつながったりします。しかしこの時、あなたがどんな表情をしていたのか、動画や写真でご覧になられたことはあるでしょうか?。想像した以上に、こちらがムスッと硬い表情であることが多いのです。

これはミラーニューロンの影響と考えられます。ミラーニューロンとは、鏡を見ているかのように、他の個体の行動を見て、自分自身までも同じ行動をとっているかのように反応をする、高等動物の脳内の神経細胞を指します。人は相手の表情に、無意識に同調してしまうものなのです。

つまり、相手の表情が暗いのはなぜか?それはあなたの表情が暗いからで、相手を笑顔にするには、自分がまず楽しそうな笑顔でなければいけないということです。こちらがリラックスしていると、相手もリラックスができます。

表情豊かに相手の話を聞くことで、気持ちを導くことも大切です。

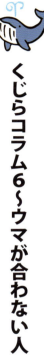

くじらコラム6~ウマが合わない人

この人とは通じ合えないと、感じることがあります。内容や話し方、雰囲気で、ある程度決めてしまうことがありがちです。自分のスタイルに合わない場合もあります。「それは絶対におかしいでしょ」と、感じた場合、「あぁ、この人とは合わないな」と即決したりします。

よく関わった上で結論としての判断も、直感で合わないと判断することも、真実の有無は、どちらもあります。決してすべての人と信頼関係を構築せよ、仲良くせよ、ということではありません。例えば、一回限りの場面で関係を築くのか築かないのか。こちらの関わり方を変えてみるのか、我慢するのか。特別な利害関係が無いのであれば、そのままが良いのかどうか等、選択は自由です。

すなわち、「あなたはどうしたいのか?」あなた自身にかかってくるのです。

コミュニケーションの実践４

バランス！

①効果的なスキンシップ
②説明のしすぎが不安を煽《あお》る
③上から目線にならない
④一歩進んだコミュニケーション
⑤対話の質と量
⑥有効な受け止め言葉と表情、相づち
⑦印象の見立てと修正
⑧落ち着きがないことからの卒業
⑨軽いノリの「わかります」はNG
⑩モチベートする言葉遣い
⑪名前をもっと呼ぼう
⑫本意を引き出す返し方
⑬話の長い人の対処法
⑭曖昧な物言いをしない
⑮相手の表情からわかること

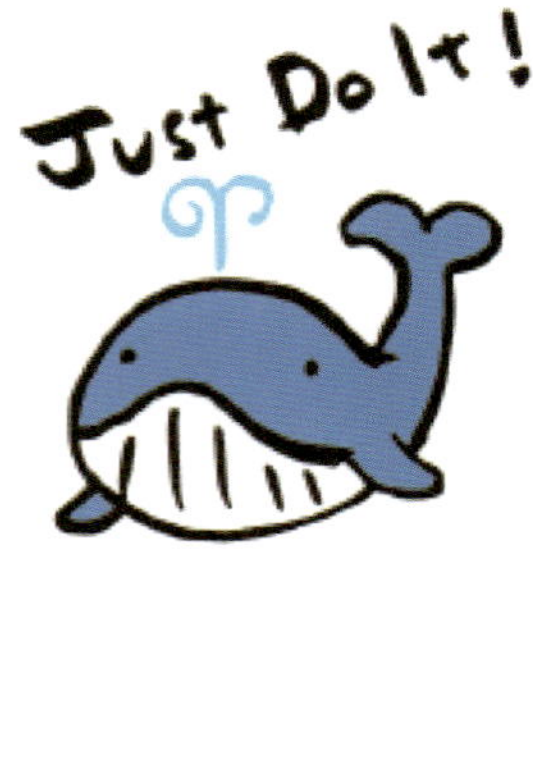

Step4

輝くチームづくり

輝くチームづくり～信頼関係＆付き合い方の秘策

①誰に、何を、どう相談すれば効果的なのか

職域で提案をする場合、どのように進められているでしょうか。通常通り、直属の上司へ相談されているのでしょうか？進め方を工夫することは、提案を成功に結びつける有効な戦略となります。

まず、「誰に」言うと最も効果的に伝わり、広まって、インパクトを生むのかを考えます。そのことは、私も常に意識しています。仮に、直属の上司に伝えたとしても、その人の認識で処理されてしまうことがあります。もちろん、職場のルールを無視することではありません。

好意的に受け取ってもらえ、上席の方へ効果的に伝えていただける方に相談してみることも作戦です。

提案を、誰に、何を、どのように相談するのが最善なのか、考えてみることです。

②拡大質問で雰囲気づくり

職域で、上司も部下とのコミュニケーションの中で、時間をきちんと割いて話し合いをしたり、コーチングセッションを持つことは難しいものです。また、一定時間コーチングセッションを行うには、高度な技術も必要です。効果的な質問を投げかけることができるのかは、重要なポイントとなります。

私の場合、一つ二つの『拡大質問』を投げかけ、一気にコーチングの雰囲気を濃くしていきながら、相手の気づきを生むようにしています。例えば、

『○○くんはどう考えてるの？』

『○○さんはどうしたいと思ってるの？』

『どんな状態なのかな？』

『じゃあ、これからどうしてこうね？』

『それについて、どう感じてるの？』

『最大の障害って何だろうね？』

『それが実現した時に、得られることって何？』等

メンバーから相談や報告を受けた時、拡大質問をさりげなく投げかけてみてください。これまでとは違う反応が返ってくると思います。

③苦手なタイプを忘れるテクニック

日常私たちが、仕事、生活をしていく上で、人間関係、コミュニケーションでの悩みは大きなものです。とりわけ、近くに嫌いな人、苦手な人がいた場合のストレスは大きくなります。

私はコミュニケーションスキルを教えていますが、私にも苦手なタイプ、合わない人がいます。あの人がいなければどんなにスッキリすることだろうかと、よく妄想しています。

職場によっては、勤務シフトで重ならないこともあるかもしれませんが、実際はなかなか難しいものです。このような場合、どうすれば良いのでしょうか?

一つは、「ジャイアント・ブレス」と、呼ばれる心理学的手法です。

方法は、イメージの中でその嫌な人を思い出します。そして、その人を手のひらに乗せ、どんどん小さくしていき、豆粒、アリほどにしてしまうのです。その小さくなった相手は「おーい、助けてくれー」そんなことを甲高い声で言っています。それもイメージし、もっともっと小さくしてしまいます。最後には、フッと息で勢いよく吹き飛ばしてしまいます。あくまでイメージの中で…ですが、スッキリ感じるはずです。

また、「捉え方を変える」ことも手法として考えられます。

嫌な人がいることで、何かしら自分が助かっていることをイメージします。嫌だけど、自分の仕事の負担が軽減されてる、面倒な役回りを担ってくれていると置き換えています。嫌だと思えば余計に気になり、ますます嫌な気持ちになっていくものです。そこで、引っ張られないで、捉え方を変え、敢えてその人がいる意義をイメージし、ストレスをコントロールしていきます。

もう一つ、「反面教師」という考え方です。

嫌な人を無理に好きになろうとしたり、いい所を探しをしたりせず、素直な感覚を大事にしながら、「自分はそうならないようにしよう」、「あのやり方は効果的でないから、こうしよう」と、自分自身に向き合うことも有効です。

④お互い様の心

忙しくて、新たな仕事を受けるのが厳しい状況でも、依頼を快く引き受けたり、相手にミスがあっても許すことは、人間関係を円滑にする上で多くの意味があります。相手は、お世話になったと恩を感じ、次こちらがお願いした機会には、お返ししようと快く引き受けてくれたりします。

逆に、最初に依頼を断ると、こちらからはお願いしづらく、虫が良いと感じられてしまいます。

チームの取り組みは、『お互い様』の心が仕事を円滑に運びます。

⑤頼まれごとは試されごと

新しい仕事を頼まれた時、あなたはどのような反応をしていますか? リズムよく引き受けているでしょうか?新しい利用者さんの依頼をいただいた時、どうでしょうか?この時の様子は、あなたの印象に大きく影響し、人間的な器を感じられたりするものです。

「頼まれごとは試されごと」と、言われますが、経験がなく、多少難しくてもまず引き受けてみることです。取り組むことで経験値が高まり、心理的な耐性もつき、自信につながります。逆に、「忙しいから」、「やったことがないから」、「面倒だから」と、断ってしまうと、あなたの能力やスキルが高まる機会を失ってしまいます。

いつも二の足を踏み断る人と、「いいですよ」と引き受け、仕上げてくれる人では、どちらが信頼され可愛がられると思いますか？ いつも快く引き受けることは、相手からの信頼度が増すことにつながります。

声をかけていただいた時、まずありがたく引き受け、後からやり方は考える、というのはいかがでしょうか？ その姿勢が、あなたを飛躍的な成長へ導きます。

⑥質問ひとつで自分に対する見方が変わる

「それ聞いてどうするの？」、「えっ、なんで？」、「それ、そんなに知りたい？」、「今、このタイミングで？」、「そんなこと、どうでもいいでしょ」と、思わず突っ込みたくなることを聞く人がいます。知らず知らずのうちに、相手に違和感を抱かせます。

「この人、質問が上手だな」、「気軽にしゃべってしまうな」と、感じさせる療法士は、この『問いかけ』が優れているのではないのかと思います。

問いかけの下手な人は、日頃から話にまとまりがなく、どことなく安心できない（信頼できない）雰囲気があります。「一体何がしたい（言いたい）のだろうか？」と、相手を不安にさせてしまいます。

自分で気づくことが重要ですが、**「なぜそれを聞くのか?」**その意図や目的を、誰が、いつ、どこで、何を、どうする、なぜ?、いくら?（5W2H）を頭に置き、さらっと質問をしながら確認してみることも大切です。その状況に適切で、効果的な質問、言葉使いは、センスも必要です。

「何故、それを聞くのか?」を、自問自答するだけでも違ってきます。気の利いたことを思いつかなければ、むしろ黙っていた方がいいかもしれません。

質問ひとつ、自分への意識、見方が変わってきますので、注意深く行うことが大切です。

くじらコラム7～思わず膝を打つ

たまたまSNSでこんな投稿を目にし、思わず膝を打ちました。

「某有名旅館の女将さんにお話を伺ったとき、百貨店の仕事に疲れ果てていた僕は失礼を承知で『困ったお客様にはどう対応したらよいですか』と聞いたんだ…女将さんは柔和な笑顔で『そんなん、よう喋る金やと思えばよろし』と言ってくだすったんだ…　色々乗り切れたよ…」

もちろん、これが実話かどうかは分かりません。でも、どうでしょう、面白いと思いませんか?困ったお客さんというのはどうしてもいる。そんな時、毎回嫌な気持ちになるわけにもいかない。そこで、捉え方を劇的に変換したということですね。「よくしゃべるお金だと思え」と(笑)。プロですね。そうすれば、その時間くらいはやり過ごせるかもしれませんよね。

輝くチームづくり
信頼関係＆付き合い方の秘策！

①誰に、何を、どう相談すれば効果的なのか

②拡大質問で雰囲気づくり

③苦手なタイプを忘れるテクニック

④お互い様の心

⑤頼まれごとは試されごと

⑥質問ひとつで自分に対する見方が変わる

お互い様！

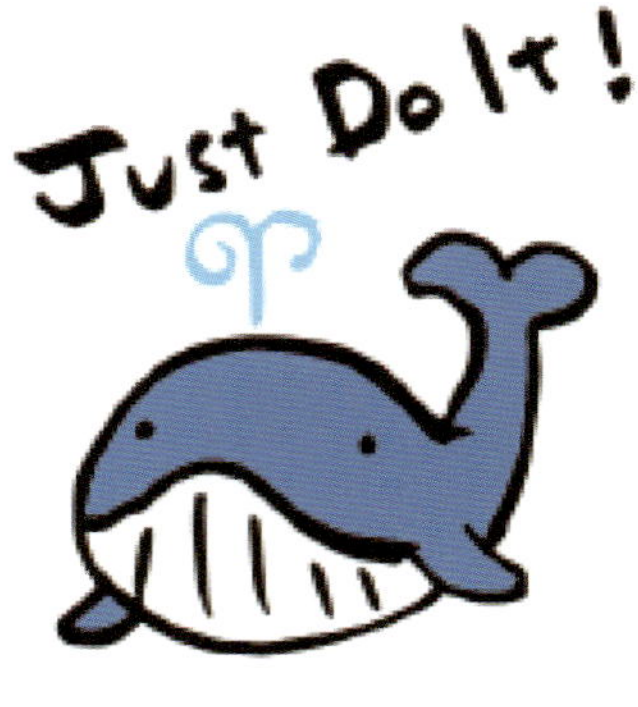

Step5

時代が求める療法士の人間像

時代が求める療法士の人間像1〜リーダー

チームをまとめ、メンバー（部下）を導く、リーダーの基本的な姿勢を考えます。

①リーダーシップ

「リーダーとはいったい何をする人なのか？」、「自分は何をし、どう動くのが一番効果的なのか？」、「どうビジョンを創り、どう示していくのか？」、「どうスタッフをモチベートしていくのか？」

このようなことで迷い、余計な動き方をしたり、信頼を勝ち取れないリーダーがいます。私も、何度となく壁にぶち当たった経験があります。よく「決断」の重要性を言われますが、逆に、言い訳が通用しない状況に追い詰められると、『**やるしかない**』と、腹をくくることが出来るものです。

何が起きるか分からない、予想不能な時代です。益々、真のリーダーが求められてきます。そして、「人」の問題はこれからさらに重要になっていくことと思います。

まさに今、上司や同僚、部下との関係でお悩みのリハビリ関係者もいらっしゃるかもしれません。

リーダーシップとは、メンバー（部下）の数ではありません。たとえ一人の職場だったとしても、自分自身に対する「セルフリーダーシップ」を働かせることが重要です。それは、自分の「軸」と、言い換えれるかもしれません。

正解が見当たらず、過去の経験も役に立ちにくい状況です。たくましく生き抜くためにも、自分に対するリーダーシップが必要です。

②リーダーシップを発揮するために必要な考え方

リーダーらしい姿勢とは？表情とは？目線とは？動き方とは？呼吸の仕方とは？

皆さんもこれまでの経験、出会いの中から、理想のリーダーのイメージを持っているかと思います。そして、そのイメージを体現することで、自らもスイッチが入り、周りの人へも印象が伝わります。リーダーシップの学びを身体から入ること、面白いですよね？その考え方を説明します。

まず、立場に関わらず、『主体性を発揮すること』、『何かのせいにすることなく当事者意識を持つこと』で、「肯定」「自責思考」のスタンスで向き合い、「今できることは何だろうか？」と、考えながら動くことです。

次に、役割を意識することです。あなたの役割は何でしょうか？あなたは何をする人でしょうか？つまり、チームの中で、あなただからこその、動きができているか、ということです。

私たち医療介護職は、対患者との現場が好きな人が多く、チームを意識せず没頭してしまいがちです。しかし、いつまでも自分のことだけでは、同僚、後輩から信頼されず、職場のメンバー・スタッフの成長につながりません。

「**それって、あなたのすること？**」と、諸々なことをする前に、自分に問いかけてください。

「リーダーシップとか大げさじゃない？」、「自分にはまだ関係ない」と、思う人もいるかもしれません。しかし、職場のメンバーは常にあなたを見ており、頼りにしています。リーダーに任命されることを待つのではなく、「私はリーダーだ！」「私はリーダーになる！」「私はリーダーになりたい！」と、自分で決め、行動することから始まります。

ビビットでない上司と、要領の悪い後輩にはさまれ、大変な状況かもしれませんが、組織、チームにいい影響を与えられることは、色々とあるはずです。つまり、

『できることから取りかかる』ことから、あなたの伝説が始まります。

③チームをつくるポイント

「三人寄れば文殊の知恵」と、言いますが、やはり働くことは何人か集まることにより、一人の力の何倍もの仕事ができます。勿論、人が集えば苦労もありますが、自分の成長を楽しく促してくれます。まさにチームづくりの醍醐味です。

一方、「適材適所」という捉え方もあります。

実業家の松下幸之助氏は、「人間は一人ひとり精神的にも肉体的にもみな違っている。それぞれに違った才能、異なった持ち味を持っている。だから、そのそれぞれに適したところにつけることによって、その人の持ち味が生かされ、その力が一番よく発揮されることになる。適材が適所につくことによって、その職責が最もよく果たされるから、それは他の人びと、ひいては全体としてもプラスになるのである。」と、話されています。

得手不得手、強み弱み、経験、役割、ポジショニングを踏まえながら、メンバー間の相性や相乗効果、場のダイナミズムを、総合的に見据えていきます。それぞれが最も輝く場で活躍することが大切です。

しかし、チームづくりは、「好き嫌い」を基準に進めてしまうことも、ままあります。重要なことは、好き嫌いを超えた関係性をつくることです。スポーツチームや、バンドでも、必ずしも仲が良いわけではないが、化学反応により、いい結果が出ることも、よくあります。

「目標」をしっかりと掲げ、緊張感を持ちつつ、メンバー同志が切磋琢磨していくことで、チームはいい方向へ進みます。

④チームを明るい雰囲気にするには

チームを明るい雰囲気にするには、まずリーダーが明るく、肯定的であることです。逆に、暗く固くて、否定的なタイプだったら、逃げ出したくなりますよね?。

経営コンサルタントの船井幸雄氏は、「99パーセント、会社はトップで決まります。」と、話されています。

「企業風土の形成における経営者の影響」の調査においても、経営者の人柄、考え方が反映し、特に規模が大きい企業ほどその影響が大きいという結果が出ています(図4)。

そして、『そもそもどうして明るくしたいと思うのか?』を、きちんと考えておくことも大切です。「明るい方が楽しい」、「風通しがいい」、「ポジティブである」、「お互い言いたいことが言えている」と、いうことなのでしょうか。

『明るい雰囲気』の捉え方を確認することも、チームづくりにつながります。

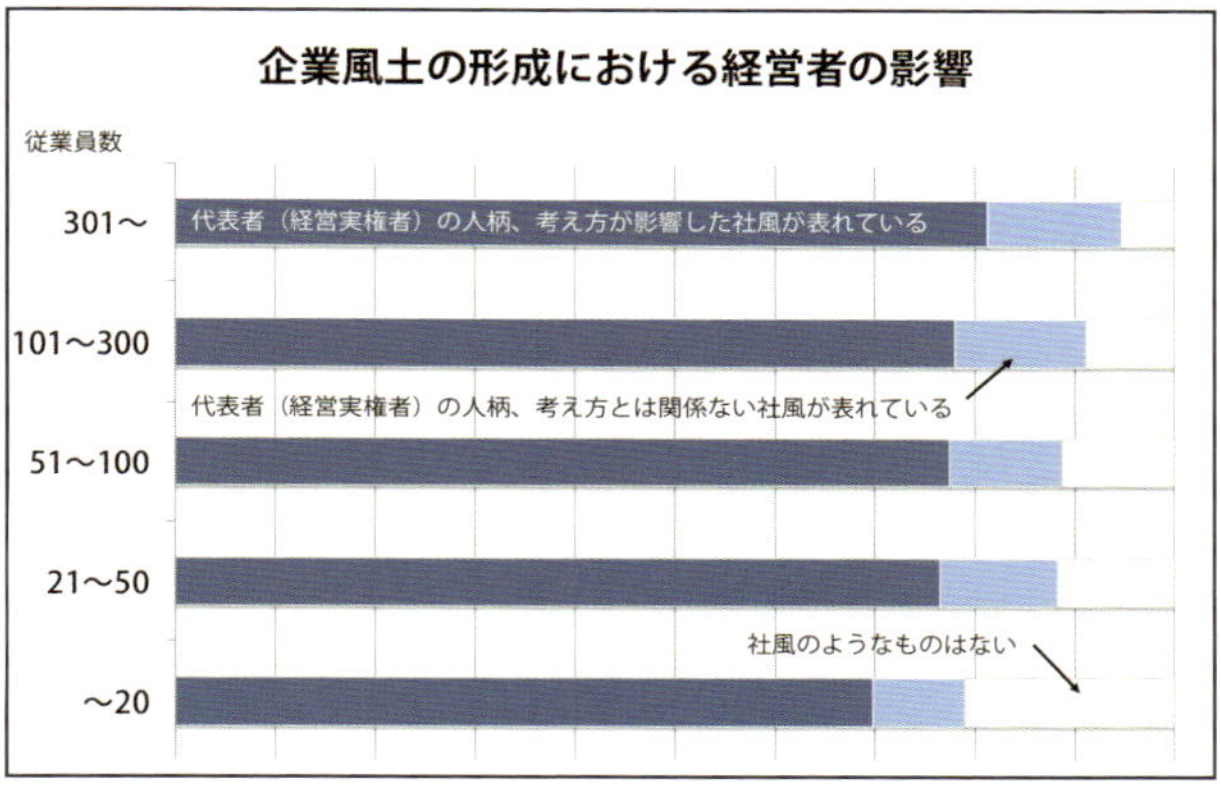

（図４）　中小企業金融公庫「経営環境実態調査」(2004年11月)

⑤チーム、プロジェクト名の工夫

あなたの所属するチームには、何か名前(冠)が付いていますか?「通所部」、「回復期病棟2階チーム」。これだけですと、一般的過ぎて、無機質に感じます。

提案なのですが、「退所コミット部」、「利用者さんに喜びを届けるハッピーメイカー部」、「徹底回復科」のように、

遊び心を加えて、チームが目指したい方向性、目標を盛り込んだチーム名をつけてみるのはいかがでしょうか。

職場で目に触れたり、会議でチーム名を読み上げられたりすると、いつの間にかチームメンバー共通のアイデンティティ(存在感)として、意識に中に刷り込まれていきます。ひいては、「このミッションを遂行するのは当然だよね」と、意識が変わっていきます。

⑥ビジョンを共有する

チームとしてのビジョンや目標を持つことは、とても大切なことです。チームは、色々

な価値観を持った人の集合体で、捉え方も様々です。しかし、行先がきちんと決まっていなければ、バラバラに空中分解してしまいます。

よくリーダーさんから「チームをどのようにまとめたらいいのでしょうか?」と、質問を受けますが、「ビジョンや目標はあるのですか?」と、聞き返すと、ないことが多く、雰囲気も良くない様子が伝わります。原因は、「うちの〇〇長は、何を考えてるかわからない」と、部署の方向性が不明瞭であることが、メンバーの批判や不平不満の対象になってしまうことのようです。ビジョンがあれば、このようなことになりません。

経営学者のピーター・ドラッカー氏は、「組織やチームの目的あるいは目標があいまいだと、知識労働者めいめいがバラバラな意思決定をすることにもなりかねない。本当に高い生産性を望むならば、極めて明瞭な目的を設定した上で、すべての知識労働者に目的を熟知させる必要がある」と、労働者各々の目標が組織やチームの目標に収れんすることの重要性を、著書で述べられています。

『何を目指すチームなのか?』を示すことで、メンバーの目の色が変わります。

⑦「私たち」という言葉の魔法

チームにおいて、この「**私たち**」という言葉は魔法の言葉です。あなたがリーダー、管理職の方であれば、朝礼や会議などの場で、「私たち」という言葉を使ってみてください。「私は」「皆さんは」でなく、「私たち」です。「私は」と「皆さんは」ですと、あなたと私は違う、という線引きをされてしまい、距離が遠くなります。

アメリカ合衆国のオバマ前大統領は、就任時に「Yes, We can!」と、メッセージされました。これは、『みんな一緒なんだ』と、一体感を感じさせる素敵な言葉です。

リーダーには、責任を持ち、共に歩んでいくスタンスが大切です。

⑧影響力は感染する

あなたの出している影響力は、場に伝染し、波及しています。

「あの人はオーラがある」「雰囲気をもっているよね」と、表現したりしますが、誰でも、何らかの影響力を出しているものです。

健康心理学者のケリー・マクゴニガル氏は、「私たちの脳は、ミラーニューロンによって、驚くほど他の人たちの目標や、信念や、行動を、自分自身の決定に取り込んでいます。他の人たちと行動を共にしたリ、あるいはその人たちと行動を共にしたり、あるいはその人たちのことを考えたりしただけで、その人たちは私たちの心の中で『もう一人の自分』と化し、自己コントロールに影響を及ぼします」と、著書で述べられています。

グループやチームも、各々が影響、共鳴し合い、空気感を作り出していきます。更には、積もり積もって風土につながっていきます。さて、あなたはどんな影響力を出しているでしょうか?社会は一人ではありません。影響し合い存在しています。

すなわち「何を・・」よりも「誰と・・」が大切です。

⑨メンバーの行動を推進させるために

「あきらめない」「やり続ける」ことは、リーダーとして大切な姿勢です。受け持っている仕事の進捗管理は重要な仕事で、時には、『あの件どうなりました?』、『どの辺まで進んでる?』と、単刀直入に聞くことが必要です。メンバーは、急いで仕事を仕上げる『きっかけ』となります。思い起こしをさせる質問には、行動を推進する効果があります。

また、案件を停滞させず進めていくためには、チェックとフォローを頻繁に行い、メンバーに達成することを諦めさせなことも大切なポイントです。

私の場合、初めはコーチング的に聞いていきますが、締切を過ぎていたりすると、「〇〇の理由で、今週末までには提出してもらえるかな?」のような表現で、期限を提示します。しかし、それでもダメな時は、「〇〇の理由で、もう待てないから、今日中に出してね」と、直接的にリクエストをします。このように、寛大さ、辛抱強さ、厳しさを段階的に使いわけています。

管理者やリーダーは、組織やチームの状況を常に把握しながら、メンバーに案件を任せ、自主性を尊重しながら進め、進捗状況が悪いようであれば、具体的に指示していきながら達成させることが重要です。

⑩信頼を高めるとっておきの方法

リーダーは、何をするかの行動と同時に、メンバーに信頼されることが大切です。しかし、信頼を高めると言っても、一朝一夕にはいきません。私の考えるとっておきの方法は、**まず、意識的に、『ふるまいや表情を変えること』です。**

例えば、「廊下を走らない(慌てない)」、「呼吸を整える」、「時間を守る」、「にこやかでいる」などが考えられます。

次に、「落ち着き」です。

バタバタして、呼吸が乱れている状態では、メンバーに焦りや自信の無さを感じさせてしまいます。また、不安になり一緒に仕事をしていて、大丈夫なのかと思われてしまいます。

また、何か起こった時の、初期対応のあり方です。

「慌てるのか?」、「どっしり構えて対応するのか?」と、見られています。

そして、「よく聴く」ということです。

「落ち着き」や「対応力」にもつながりますが、メンバーは、あなたをしっかり見て、色々なことを観察しています。

リーダーは、「あり方」を常に試されており、「日頃の姿勢」が、信頼を高めることにつながります。

⑪自責の視点をもつ

チーム意識を高める基本は、メンバーそれぞれが、当事者意識を持ち、他人ごとにしないことです。あの人のここが悪い、この職場のここが…と、いわゆる『他責』が始まると、自分がどういう状態にあるのかに目を向ける『自責』の視点がなくなってしまい、気づきくことが出来なくなり、課題解決、組織の改善は難しくなります。誰しも、自分に非があるとは思わないものです。チームがうまくいかないのは、『誰かのせい』と、考えがちです。
そんな時、自分を振り返ってみることで捉え方が変わってきます。「自分の不十分な点は、どこだろうか?」、「どう動けば効果的なのだろうか?」と。

「私が求められていることは何だろうか?」と、立ち止まることです。

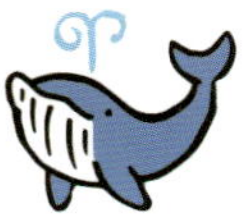

くじらコラム8~結果をコミット?

ある日、若い営業マンが、相談に来ました。何でも、「最近ようやく部下ができ、教育係になったけれど、効果的な声がけができずに苦労している」とのことでした。相談内容は、ブース出店担当の部下に、出店期限が迫っても着手する気配が見えない時の声かけについてでした。彼の部下に行った質問を聞いてみると、
最初は、「どういうイメージでやろうと思ってる?」でした。これは良いと思います。
次に、「それで間に合う?」でした。これはあまり良くありません。
これはクローズドクエスチョンで、「ええ、間に合うと思います」、「何とかやってみます」と、返ってくることが予測されます。

私でしたら、「いつまでにやろうと思ってるの?」「いつまでだったらできそう?」と、聞いてみます。ニュアンスの違いがわかるでしょうか?。つまり、本人に「やる」ということを確約させるようにしていきます。

次に彼は、「こういうふうになるといいから、金曜までにあげてもらえるかな?」と、声かけをしたとのこと。よくあるパターンで、理由を示しているところは良いと思いました。しかし、相手の思いや考えを確かめることなく、前半でこちらのアドバイス、そして行動の指示、という形になっています。

私でしたら、「~金曜までにあげてほしいんだけど、どう?」と、付け加えます。

指示に対して部下は、「分かりました」と、返事をしたものの、数日後確認してみると、やっていなかったそうです。その時、「何でやってないの?」、「それで本当に間に合うの??」と怒り気味に言ってしまったらしく、自分でも「言っちゃいけない質問をしてしまった…」と、思ったそうです。まぁ、自分で気づいただけエライです。

私でしたら、「今、どんな感じ?」、「今、どの辺まで進んだ?」と、聞いたと思います。現在地をどこなのかを認識させ、それとなく忘れてない姿勢を示します。

約束の日には、『確か今日あがってくるんだよね?』、『今日中には頼むね』と、怒るでもなく、責めるでもなく、結果をコミットさせていきます。

多少遅れたとしても、『助かったよ、ありがとう』と、締めます。

時代が求める療法士の人間像１
リーダー！

①リーダーシップ

②リーダーシップを発揮するために必要な考え方

③チームをつくるポイント

④チームを明るい雰囲気にするには

⑤チーム、プロジェクト名の工夫

⑥ビジョンを共有する

⑦「私たち」という言葉の魔法

⑧影響力は感染する

⑨メンバーの行動を推進させるために

⑩信頼を高めるとっておきの手法

⑪自責の視点をもつ

時代が求める療法士の人間像2〜総合力

①メンバーを自分に引き寄せる

提案する時、賛同者が少しでもいると心強く、提案内容を進めやすくなります。

関心を持っていただくには、出席者の氏名や、関わられている内容を盛り込みながら進めることが効果的で、自分へ引き寄せることにつながります。

例えば、「先ほど、○○さんがまさにおっしゃっていたんですが‥」、「○○さんの意見と似てるかもしれませんが」などのように、氏名を加えていきます。受け手は、存在と意見が尊重されている感覚になります。

反論する場合も、「○○さんの意見は確かに一理あるのですが」、「△△の場合には、まさに○○さんのおっしゃる通りなのですが」と、氏名を加えることで、反論と受け止められなくなります。

出席者（受け手）の存在や言葉を承認することが、自分への引き寄せにつながります。

②効果的な声のかけ方

いつも職域の申し送り会議では、終了時に私からコメントを入れることにしています。

ある日の会議で転倒事故の事例報告が重なったことがあり、スタッフの皆に注意を促すことを言いました。さて、あなたでしたらどのようなコメントを考えるでしょうか?。

例えば、

「今日は転倒事故が無いように、ちゃんと気を配ってくださいね」

「転倒による骨折だけは避けたいので、厳重に気をつけてください」

「前にも似た転倒事例がありましたよね? もっと気を引き締めてやってくださいね」、といった感じでしょうか?当たり前のことのように感じますか?。

この三つの例は、文の前半に「転倒」という言葉が入っているので、後半に「気をつけてください」と、伝えても、無意識に転倒するイメージへつながり、同じことを繰り返し話すようになってしまいます。

そこで、私は、『安全第一で今日もいきましょう!』と、肯定形に変換してみました。が、これでは抽象すぎてわかりにくいと考え、『今日は、利用者さんのちょっとした動きや状態の変化にもっと気を配っていきましょう!』と、言い換えて伝えました。


言い方、伝え方により、聞く側のスタッフの受け取り方が変わります。

③年上のメンバーに対する接し方

最近では、メンバーが自分より年上というケースも珍しくなくなりました。お互いに、やりづらさを感じているかもしれません。この場合のポイントは、リーダーさんが勘違いをして、偉そうにふるまってはいけないということです。メンバーは、「年下のくせに」と、思っているかもしれません。

大切なことは、互いに「リスペクト」することです。目上の人に対する敬語は基本的なことです。何かのときに、「頼ってみる」、「聞いてみる」、「お願いしてみる」ことは、メンバーも、自分の存在意義を感じます。

互いをリスペクトするから、年下であってもリーダーとしての信頼が高まります。

④ネガティブなメンバーへの対応法

講演会の質疑応答で、「チームのメンバーと話していて、相手がどうしてもネガティブ傾向に入ってしまう場合、どうしたら良いのか？ただ受け止めるだけで良いのか？」と、いう質問がありました。よくあるパターンだと思います。この場合、まず、相手の考えを受け止め、質問により意識の焦点をずらし、ネガティブな状態から引き上げていきます。

『じゃあ、今の時点ではどんなことだったらできそう?』

『だとすれば、どこまでならできるかな?』

『楽しくやるには、どんな方法があるかな?』

『逆に、いつまでだったらできる?』と、質問していきます。

こうして、「できない」思考を一気に転換します。

また、リーダーも『課題に対して逃げずにやるぞ』という意思を示しながら、メンバーのコミットを促していきます。

リーダーとして率先して動くには、スキルとマインドのバランスが重要です。聞く一辺倒では解決しません。また、意味もなく前向きな励ましをすることでもありません。

焦点をずらしながら、声の掛け方をを工夫することで、ネガティブ状態を少しずついい方向に変えることが可能となります。

⑤メンバーからリーダーに気づきを促す方法

リーダーの方でも、責任から逃れようとする人がいます。他責にする傾向があり、適正を欠くことは本人の性格なのかもしれません。しかし、職務ですので、向き合うことを止めるわけにはいきません。その場合、メンバーから気づかせるように声をかけをすることもチームの運営では必要です。例えば、

「○○さんはどう思っていますか?」と、メンバーから聞きます。リーダーの返答は、「△△さんはこう言っていたし、今の状況がこうだから…」かもしれません。自分のことを置いておいて、周りの状況のことを話し出したり、言い訳を始めます。

この場合メンバーは、「そうですか〜。で、リーダー(○○さん)はどう思ってますか?」と、もう一度、リーダーの考え、責任のあり方を問う流れをつくります。

しかし、質問により、自分→自分→自分と自分に向き合わせていくプロセスに慣れていないため、少し混乱を起こすか、怒りだしたりするかもしれません。

どんな会話でも共通なのですが、ポイントは相手が応えたことに対して、「いや、それは違います」と、否定せず、笑顔で「そうですよね」と、受け止めながら、論点を戻し、相手の気づきにつながるように進めます。

チーム内の関係づくりは、地道に進めることが大切です。

⑥スキルに溺《おぼ》れることなく心に寄り添う

職員と定期的な面談を行った時のことです。いつものコーチング形式で進め、終了時にはセオリー通り、「今年は○○○なことに取り組んでいきます」と、本人の口から目標が発せられました。私は「今回もバッチリ決まったな」と、内心は思っていました。

が、その後、「鯨岡さん、実は年度末で辞めたいのですが」と…衝撃的な言葉を聞きました。今年の目標どころか、本当は退職を考えていたのです。

その時、いかに表層的なコミュニケーションしかできてなかったかということです。

つまり、コーチングはテクニック優位で行うと、このような結果となります。心の中に入り込めず、「単なる受け答え」に終わってしまったのです。

大切なことは、心からの声、本音を引き出せているかどうかです。「人は、頭で考えたことは頭にしか届かない。心で言ったことは心にまで届く」と、言います。

コミュニケーションスキルとコーチングは多様性。スキルに溺《おぼ》れることなく、心に寄り添うことです。

クジラコラム９～患者さんとのやり取りから

訪問を担当している利用者Ａさんが、体調を崩され入院しました。次の日、お見舞に訪室した時ことです。昼時だったため、食事を済まされた後だったのですが、えらく憤慨されていました。

私「Ａさん、なんでそんなに怒っているのですか？」

Ａ「鯨岡さん、ここは酷いよ！食事をボン！と置いていき、そのままだ！牛乳やお茶、他にもあるがどの順番で飲んだらわからん！紙パックをギュッと持ったら、ストローから出てくるじゃないか！」

私はこの方を担当して長いので、「はいはい、始まったゾー」と思いました（笑）。

お昼時に、いつも通り看護師さんは配膳していったのだと思います。

この方は、「オレはどうしたらいいんだ！」と怒っているわけです。飲み物の順番にしても「Ａさんの好きなように飲んだらいいんじゃないの？」と私は言いましたが、どうも納得いかないようです。紙パックを押したら勢い良く出てきますよ、とまではさすがにスタッフさんも言いません。極端な例ですが、このように感じる人もいるということです。

おそらくこの方は入院中、「あの患者は面倒くさい」「クレーマーだ」というイメージを持たれることと思います。決して変な方ではないのですが。

このように、ちょっとした気配り、声かけあるなしかないかで、受け取り方もまるっきり変わるのです。

時代が求める療法士の人間像２
総合力！

①メンバーを自分に引き寄せる

②効果的な声のかけ方

③年上のメンバーに対する接し方

④ネガティブなメンバーの対応法

⑤メンバーからリーダーに気づきを促す方法

⑥スキルに溺《おぼ》れることなく心に寄りそう

Check

コミュニケーションスキル100

チェック！　コミュニケーションスキル100　☑

●人間力アップ

1　主体的である　□□□　P35

2　ありのままでいる　□□□　P36

3　短所＝長所でもある　□□□　P37

4　否定に負けない　□□□　P38

5　「自分なりに頑張ります」と話さない　□□□　P40

6　今あるリソース（資源）を生かす　□□□　P41

7　人と較べない～情報の捉え方　□□□　P42

● 自分を魅せる

● 自分を磨く

●自信を持つ

●伝える力

●バランス

●総合力

96 効果的な声のかけ方 □ □ □ P160

97 年上のメンバーへの対応 □ □ □ P161

98 ネガティブなメンバーへの対応 □ □ □ P163

99 メンバーからリーダーに気づきを促す方法 □ □ □ P163

100 スキルに溺《おぼ》れることなく心に寄り添う □ □ □ P164

参考・引用文献

・人間関係が楽になる 医療・福祉現場のコミュニケーション　小薗真知子、井原くみ子、櫻田毅 共著　三輪書店　2015
・PT・OTのためのこれで安心コミュニケーション実践ガイド　山口美和著　医学書院　2012
・患者様をファンにする最強のコミュニケーション　井上裕之著　クインテッセンス出版　2011
・医師のためのパフォーマンス学入門　佐藤綾子著　日経BP社　2011
・医療者のためのコミュニケーション入門　杉本なおみ著　精神看護出版　2005
・医療コミュニケーション・ハンドブック　杉本なおみ著　中央法規　2005
・医療コミュニケーション・スキル～患者とのよりよい関係のために～マーガレット・ロイド／ロバート・ボア共著　山内豊明 監訳
医療コミュニケーション研究会訳　西村書店 2002
・素のコミュニケーション術　ワタナベ薫著　サンクチュアリ出版　2013
・会話が10倍楽しくなる「聞き方」の技術　雑学活脳研究会 著　大創出版　2012
・「また会いたい」と思わせる人の習慣術　日本心理パワー研究所 著　日本文芸社 2010
・心を上手に透視する方法　トルステン・ハーフェナー著　福原美穂子訳　サンマーク出版 2011
・医療・福祉の現場で使える『コミュニケーション術』実践講座　鯨岡栄一郎著　運動と医学の出版社 2012
・患者さんに信頼される医院の心をつかむ医療コミュニケーション　岸英光 監修　藤田菜穂子著　同文館出版 2014
・医療の場のコミュニケーション　日下隼人著　篠原出版新社　2013
・医者と患者のコミュニケーション論　里見清一著　新潮社 2015
・動きが心をつくる　春木豊著　講談社 2011
・コンビニ人間　村田沙耶香　文藝春秋 2016
・未来記憶　池田貴将著　サンマーク出版 2011
・心配するな。　池田貴将著　サンマーク出版 2014
・本番に強くなる　白石豊著　筑摩書房 2009
・スタンフォードの自分を変える教室　ケリー・マクゴニガル著　神崎朗子訳　大和書房 2012
・モチベーション3．0　ダニエル・ピンク著　大前研一訳　講談社 2010
・成功する人の妄想の技術　中野信子著　KKベストセラーズ 2013
・指導者の条件　松下幸之助著　PHP研究所 2006
・今日から即使えるドラッカーのマネジメント思考　中野明著　朝日新聞出版 2010
・脳に悪い7つの習慣　林成之著　幻冬舎 2009
・「楽観的な人」と「悲観的な人」はどう違うの?　http://www.genkipolitan.com/a/optimism.html

あとがき

おめでとうございます！とうとう最後まで来ましたね。ここまで読んでいただき、本当にありがとうございます。いかがでしたでしょうか？何か感じるところがありましたか？

今回記したことはすべて、身の回りで起きた事例からの学びです。失敗事例から得たことの方が多いかもしれません。

社会の状況は、刻一刻と変化しています。今、業界で求められているのは、ズバリ「感情に働きかけられる専門職」です。

言い換えれば、『**人をやる気にさせることのできる存在**』です。

これこそ、コミュニケーション力の本質です。

真のリーダーがいることでチームづくり、スタッフ教育が促進され、他の職域との交渉、連携が円滑にいくようになります。

しかし、意外にネックになるのが、「好き嫌い」の感情であったりします。相手に好感を持つことができれば意思疎通がスムーズになり、楽しく仕事ができます。

問題はそうではない時、捉え方を変え、波長が合わない人、苦手な人は、自分にとって嫌な存在ではなく、次の段階へ成長させてくれる素敵な存在と位置付けてみることです。

確かに私も、そういう方の存在のお陰で、今の自分があると思います。いつも上手くいく、そんな人生は面白くないと思いませんか?。「十人十色」「みんな違ってみんな良い」と、言います。しかし、自分の色、他者との違いは感じにくいものです。自分の良さを確認しながら、相手の良さも認めることが大切です。「やっていいんだぞ」と、自分に許可を出すからこそ、相手を認めることができるのです。

コミュニケーションは、『実践道』です。「言うは易し、行うは難し。」常にトライ&エラー、反省と改善の繰り返しであり、経験を積みながら、信頼され、相手に喜ばる仕事をしたいものです。

また、これからの時代、「プレゼンテーション」と「ダイアログ(対話)」の力は、益々必要となります。そのためにも、SNSやブログを使い、自分の思いや考えを発信してみることをお勧めします。他者に伝わるように、文章の構成、文字選びに気を配り、相手のことを考えながらまとめていくことが大切です。

最後に、執筆にあたり助言をしてくださいました先生方、いつも応援してくださる全国の皆様、運動と医学の出版社の皆様に、心より感謝を申し上げます。

療法士が変わる時に手にする本

2018 年 7 月 10 日　第 1 版第 1 刷発行

■ 筆者　鯨岡栄一郎
■ 編集　関原宏昭
■ イラスト　横田貴子 (studiopaw)
■ 発行者　園部俊晴

■ 発行所　株式会社 運動と医学の出版社
川崎市宮前区宮崎2-7-51
リーセントパレス宮崎203 〒216-0033
ホームページ　http://motion-medical.co.jp

■ 印刷所　シナノ書籍印刷 株式会社
ISBN 978-4-904862-25-4 C3047